LES VRAIS PRINCIPES

DE

LA MATIÈRE MÉDICALE

ET

DE LA THÉRAPEUTIQUE.

LETTRE

adressée à

Messieurs les professeurs de la Faculté de médecine de Paris,

A L'OCCASION

DE LA CHAIRE VACANTE DE MATIÈRE MÉDICALE ET DE THÉRAPEUTIQUE.

PAR LE Dʳ PIDOUX,

MÉDECIN DE L'HÔPITAL DE BON-SECOURS.

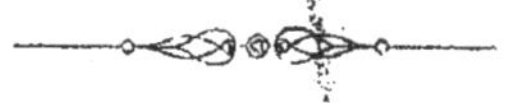

PARIS.

BÉCHET JEUNE, LIBRAIRE-ÉDITEUR,

RUE MONSIEUR-LE-PRINCE, 22.

1853

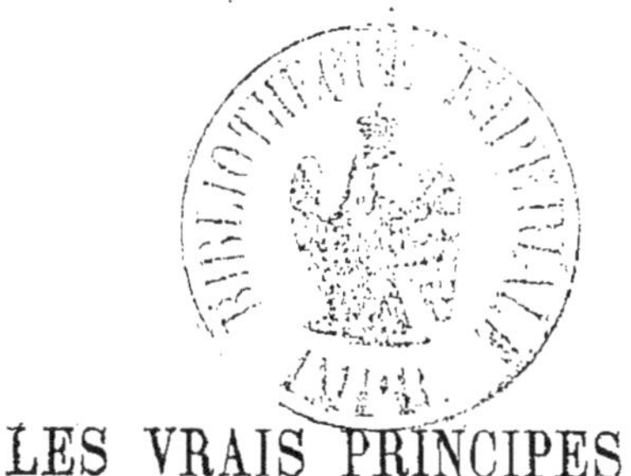

LES VRAIS PRINCIPES

DE

LA MATIÈRE MÉDICALE

ET

DE LA THÉRAPEUTIQUE.

Paris. — Imprimé par E. Thunot et Ce, rue Racine, 26.

LES VRAIS PRINCIPES

DE

LA MATIÈRE MÉDICALE

ET

DE LA THÉRAPEUTIQUE.

LETTRE

adressée à

Messieurs les professeurs de la Faculté de médecine de Paris,

A L'OCCASION

DE LA CHAIRE VACANTE DE MATIÈRE MÉDICALE ET DE THÉRAPEUTIQUE.

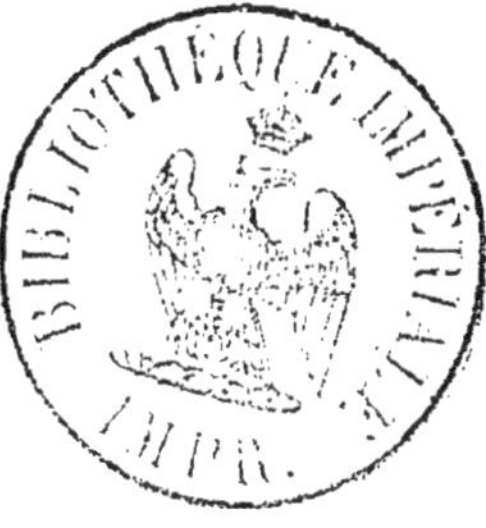

PAR LE Dr PIDOUX,

MÉDECIN DE L'HÔPITAL DE BON-SECOURS.

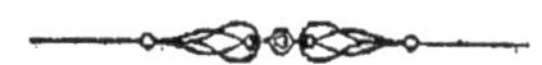

PARIS.

BÉCHET JEUNE, LIBRAIRE-ÉDITEUR,

RUE MONSIEUR-LE-PRINCE, 22.

1853

LES VRAIS PRINCIPES

DE

LA MATIÈRE MÉDICALE

ET

DE LA THÉRAPEUTIQUE.

A MESSIEURS LES PROFESSEURS DE LA FACULTÉ DE MÉDECINE DE PARIS.

MESSIEURS,

Une chaire de Matière médicale et de Thérapeutique est vacante dans la Faculté de médecine de Paris. C'est un devoir pour quiconque prétend à cette chaire, de vous exposer ses titres. Je pense même que la suppression du concours impose aux compétiteurs une autre obligation, c'est de vous faire connaître succinctement l'esprit dans lequel ils conçoivent l'enseignement qu'ils ont l'ambition de donner.

J'ai collaboré sérieusement au *Traité de Thérapeutique et de Matière médicale* qui porte mon nom après celui de M. Trousseau. Ce professeur laisse aujourd'hui vacante, par sa permutation, une chaire dont la matière est celle même de notre ouvrage. Il m'a semblé que je devais au succès de ce livre parvenu bientôt à sa 5e édition, traduit dans presque toutes les langues de l'Europe, et devenu classique en France ; que je devais surtout à l'estime et aux instances du professeur distingué dont la succession est ouverte, de me présenter pour la recueillir. Je le remercie publiquement d'avoir compris qu'il était de ma dignité de le faire.

Pour qui se rappelle les Traités et les cours de Matière médicale et de Thérapeutique qu'ont remplacé le cours de M. Trousseau et notre Traité, il doit être évident qu'un progrès essentiel a été accompli par ce double enseignement. Un naturaliste et un pharmacien y suffisaient autrefois. Aujourd'hui, il faut de plus un pathologiste et un praticien. Je ne crains donc pas de dire, que quel que soit le candidat appelé à monter dans la chaire de M. Trousseau, sa tâche sera tout autrement difficile, mais aussi tout autrement relevée et avantageuse aux jeunes médecins, qu'elle ne l'eût été avant ce professeur.

Autant il est juste de faire à ses talents personnels une belle part dans ce résultat, autant il serait injuste de ne pas reconnaître qu'une autre part moins brillante, mais plus générale, doit être rapportée à la direction tout à fait médicale de son enseignement, au développement que, dans ses leçons, il donnait à l'étude de la prognose et des indications thérapeutiques. C'est, en effet, la médecine même, ou la médecine dans ce qu'elle a, tout à la fois, de plus profond et de plus pratique. Séparez-en le diagnostic, et Dieu sait que le bon sens et la tradition s'y opposent bien plus que les principes de la pathologie régnante; et le diagnostic, bon seulement pour distinguer extérieurement une maladie d'une autre, pour établir ce qu'elle n'est pas et non ce qu'elle est, se réduit à une question d'histoire naturelle.

Si ce progrès est acquis à l'enseignement de la Matière médicale et de la Thérapeutique, et si bien acquis, qu'on ne puisse plus désormais, sans en tenir compte, faire un cours ou écrire un traité sur ce sujet, je vous demande de vouloir bien considérer, messieurs, que je n'y suis pas complétement étranger.

L'importance que nous avons donnée à l'étude de l'action physiologique des médicaments sur l'homme sain d'abord, puis sur le malade, indépendamment de leurs effets thérapeutiques; nos *Médications*, où l'on recherche les rapports de ces deux ordres d'effets : voilà encore un progrès qu'un coup d'œil jeté sur les Traités antérieurs au nôtre, fera mieux ressortir que tout ce que je pourrais dire ici.

Ce sont deux points lumineux dans le chaos de la vieille Matière médicale, et que tous les efforts de la moderne doivent tendre à agrandir. Le développement que nous leur avons donné, contribuera peut-être à dissiper les ténèbres encore palpables du Galénisme, fléau de la médecine.

État actuel des esprits. — L'art et la science.— Paris et Montpellier. — Impuissance du vieux vitalisme.

Permettez-moi de vous faire remarquer, messieurs, que les services du genre de ceux que j'ai dû rappeler ici, sont mal appréciés de notre temps. Ce n'est pas de ce côté que se tournent aujourd'hui les efforts de la pensée et de l'observation. Je ne nie pas l'utilité médiate de la direction qui mène maintenant aux succès scientifiques, et je ferai voir tout à l'heure que je m'en préoccupe sincèrement.

En attendant, je peux bien dire que l'esprit de la médecine inspire rarement nos travaux les plus estimables d'ailleurs. On les trouve presque tous sur le terrain des sciences physiques et naturelles qui les a produits. Il ne reste qu'à les transplanter dans celui de la médecine...

Si la pratique de l'art et les devoirs de la profession ; si la nécessité de prédire l'événement et de le diriger, ne nous forçaient à penser médecine, les théories pathologiques du jour, réduites à elles-mêmes, nous y feraient-elles penser ? Nous conduiraient elles à un pronostic et à une thérapeutique auxquels, malades, nous voulussions nous soumettre? Non : la médecine en est absente; l'idée de maladie, le pronostic et l'indication thérapeutique n'y sont pas contenus. On est réduit à les demander au bon sens pratique, à l'expérience, à la tradition, à un vitalisme instinctif, mais vague et usé; et de les associer plus ou moins maladroitement aux théories de Sylvius et de Boerhaave, dont la forme, chaque jour rajeunie par les progrès décevants de la physique et de la chimie, dissimule aux regards superficiels le fond radicalement mauvais.

Quelque savante qu'elle soit, cette confusion ne mérite pas le nom de science. Pourtant, c'est l'état de la médecine depuis la chute de la doctrine physiologique et de ses débris.

Encore, si ce sentiment d'artiste qui n'entre jamais dans la théorie, mais qui dirige toujours la pratique, était juste quoique vague, il n'y aurait qu'à le serrer de plus près et à s'en rendre un compte précis, pour extraire ce qu'il renferme de positif. Indépendant, quant aux principes, de la sagacité individuelle, et susceptible d'enseignement, il jouirait alors de la fécondité scientifique. Vous le verriez s'unir de lui-même à ce que portent d'abondamment précieux les travaux modernes, ou plutôt, se les assimiler naturellement. La contradiction scandaleuse que je signale s'effacerait; et la vie scientifique, et la foi médicale paraîtraient avec l'unité, là où tout le monde accuse aujourd'hui le scepticisme et les stériles richesses du chaos.

Cet idéal se réalisera, il n'en faut pas douter, mais nous n'y touchons pas encore; car le sens clinique dont j'ai parlé, qui sous le joug des sciences auxiliaires, nous force à rester médecins; ce tact médical qui inspire le grand praticien et guide à son insu près de ses malades, le pathologiste saturé d'anatomisme et de chimiâtrie, ce sentiment gardien de l'art, examiné au fond, n'est lui-même pas juste. Ce n'est, en effet, que par une erreur à laquelle il est mélangé, qu'il se perpétue à l'état d'improgressif instinct. Conçoit-on, que s'il était juste, il ne finît pas par remplir dans la science le rôle d'inspirateur qu'il joue dans l'art? Et cependant, l'art est d'un côté, la science de l'autre: leur alliance n'est point intérieure.

Essayez de saisir physiologiquement le sentiment médical pratique, de le convertir en une notion qui s'identifie avec celle de la matière vivante et souffrante : vous ne le pouvez. Vague, vide comme l'unité sans le nombre, ou comme une activité sans organisme de même nature qu'elle, il vous échappe éternellement. Voulez-vous pourtant déterminer ce principe, lui donner une base organique? Vous ne réussissez qu'à le placer dans l'animal comme un chimiste dans un laboratoire, ou comme un ingénieur dans une mécanique. Il meut, il combine des parties inanimées; mais étant d'une autre nature qu'elles, il ne les vivifie pas. Ce sont deux moitiés d'être, qui, érigées en êtres complets, sont également incapables et de s'unir, et d'exister séparément.

Maintenant, écartez pour un instant votre bon sens médical, et les idées mal déterminées de nature, de vie, d'unité organique, de causes finales qui le composent; et sans elles, appuyé sur les données que fournit la science positive, et qui encombrent la physiologie et la médecine, essayez de concevoir l'organisation : je vous défie d'obtenir autre chose que des parties insaisissables comme l'activité de tout à l'heure, aussi incompréhensibles que les nombres sans l'unité; autre fantôme d'organisme à la dissolution insurmontable duquel vous ne pourrez vous opposer, qu'en fixant ses éléments abstraits par des liens physiques et chimiques.

Je viens de poser en face l'une de l'autre l'École de Paris et l'École de Montpellier. L'idée d'une fusion entre elles tente une foule d'esprits bien intentionnés. Ils ne voient pas que cette fusion existe nécessairement dans les deux Écoles, et qu'elles la réalisent chacune selon son esprit et ses tendances.

Montpellier ne pouvant nier l'organisme — qu'elle appelle du haut de son ontologie l'*agrégat matériel*,— le juxtapose ou plutôt l'infériorise à son principe vital. L'organisme ne peut plus être, dès lors, qu'un système mécanique et chimique constamment détourné de ses fins naturelles par une force distincte qui lui impose d'autres lois. Mais comme l'École est plus philosophique, ou peut-être, plus raisonneuse qu'expérimentale, elle s'occupe beaucoup moins de l'observation des phénomènes organiques que *des lois* de son principe abstrait. C'est le vitalisme ontologique, animisme timide, et l'une des formes dégénérées de ce système.

A Paris, on est forcé aussi de confesser un principe de vie, comme à Montpellier les organes. Mais ce n'est qu'un *Deus ex machinâ*. Soi-même, on est au-dessus de cette superstition. Pourtant, il est utile de respecter les préjugés des masses. On dépose donc la chose dans un coin de toutes les préfaces, comme une relique vénérable; et à certains jours, on la montre au peuple. A son aspect, les vieux vitalistes se signent et s'en vont contents. Après quoi, on est libre de ne plus voir que les organes tout formés, les faits tout accomplis, de les supposer inanimés comme si on les avait fabriqués soi-même, et de les animer physiquement et chimiquement. *Physiologia est anatome animata* (*Haller*). C'est une autre dégénération et l'autre conséquence de l'animisme stahlien. Il règne sous cette forme dans les Écoles où l'on néglige la pensée pour s'adonner exclusivement à l'observation.

Voilà donc ce qui, explicite ou latent, déclaré ou nié, comme théorie ou comme instinct, chez le vitaliste de Montpellier comme chez l'organiciste de Paris changé aujourd'hui en physicien-chimiâtre, voilà ce qui se trouve au fond de tous les esprits. C'est l'animisme. Plût à Dieu qu'on en eût conscience, qu'on l'enseignât haut et ferme ! Il serait moins difficile à vaincre dans la science, qu'ignoré des personnes et vivant au fond des choses.

Demandez aux bonnes âmes vitalistes si c'est cela leur rêve. Elles protesteront. Elles ne veulent pas plus qu'on mette le vitalisme au-dessus de l'anatomisme, que l'anatomisme au-dessus du vitalisme. Que veulent-elles donc? Je le sais: qu'on fasse marcher ensemble et de front les deux systèmes, c'est-à-dire les deux erreurs. Mais, encore une fois, ce compromis est forcé, il fonctionne sous vos yeux; il vous montre alternativement ses deux faces. Vous n'en apercevez qu'une; mais l'autre est dans l'ombre. Elle paraîtra tout à l'heure. Si vos vœux se réalisaient, et que vous les vissiez toutes deux comme elles sont, ce serait la fin de votre rêve. Toute tentative de fusion n'est donc qu'une aspiration qui se trompe d'objet. Mais en soi, cette aspiration est infaillible; et tous, depuis l'École éléatique jusqu'à ce jour, dans les directions les plus diverses et souvent les plus opposées, à notre insu ou sciemment, nous travaillons à la réaliser.

Ce serait un grand progrès que d'y travailler désormais sciemment. La route serait abrégée infiniment, et les lignes moins fourvoyées; car on verrait le but.

Le sens médical ne suffit donc pas à la pathologie. Elle ne s'en contente pas, et elle fait bien; mais elle le méconnaît, et le sentiment qui survit dans la pratique, proteste dans la science. Mieux que cela : il fait effort aujourd'hui par tous les points de la physiologie pour se poser rigoureusement, expérimentalement : vains efforts. Les faits nouveaux crient de toutes parts et demandent une autre base : la science ne les entend pas; ses principes le lui défendent; et les faits nouveaux retombent sur le vieux fondement scolastique, et ils s'y pétrifient..... Courage, observateurs, vous vous lasserez plus vite de produire, que le colosse péripatéticien d'immobiliser!

Le vieux vitalisme est usé, parceque dès qu'il sort du vague et des lieux communs, il est impuissant. Les progrès de l'anatomie, de la physique, de la chimie l'ont débordé et devaient le faire; et pourtant, rien de plus faux que les théories qu'elles ont imposées à la médecine violée; rien de plus grossier et de plus dangereux que leurs conséquences en Matière médicale et en Thérapeutique.

Le bons sens dit qu'il y a une vie où sont naturellement fondues des conditions dont la physique et la chimie fournissent les réactifs. Il doit, dès lors, exister dans l'enseignement, un vitalisme scientifiquement, naturellement allié avec la physique et la chimie, leur donnant au second rang plus de valeur qu'elles n'en ont au premier, et réformant par elles et avec elles la Matière médicale et la Thérapeutique.

Quatre Écoles en Matière médicale et en Thérapeutique, une vraie et trois fausses. — La vraie fondée par Hippocrate.

« Il y a des choses utiles, il y a des choses nuisibles : donc il y a une médecine. »

Cette parole d'Hippocrate pose ensemble l'*hygiène* et la *thérapeutique*, la *matière hygiénique* et la *matière médicale*. Plût à Dieu qu'on eût respecté cette alliance !

D'où viennent les choses utiles et les choses nuisibles? De la nature extérieure ou monde physique. Sur qui agissent-elles? Sur la nature intérieure ou monde physiologique. Quelles sont les lois de ce rapport? Hippocrate aussi les a indiquées. C'est à une notion juste de ces rapports que se ramène toute question de Thérapeutique et de Matière médicale.

Après avoir posé les choses, il faut leur donner des principes tirés de leur naturelle manière d'agir. On en trouve l'idée première dans le traité général le plus remarquable du père de notre science, dans le livre de l'*Ancienne médecine.*

Si les vieux commentateurs ne l'y ont pas vue, c'est qu'elle n'était pas dans leur esprit. On ne trouve dans un livre que ce qu'on porte soi-même dans sa pensée.

M. Littré a beaucoup mieux saisi que ses devanciers l'esprit du livre *De veteri medicinâ.* Ce qu'il en dit est juste, mais un peu vague et insuffisant. Il faut aller plus au fond de l'idée hippocratique, et par elle, mesurer la médecine entière.

Il y a et il ne peut y avoir que quatre systèmes de Thérapeutique et de Matière médicale, un vrai et trois faux, débris et dégénération du vrai. Le vrai a pour auteur Hippocrate. Il est indiqué dans le livre fondamental et très-authentique que j'ai déjà nommé, le livre de l'*Ancienne médecine*. Toutes les œuvres cliniques qui le suivent en sont comme la vivante démonstration. Là, on retrouve les principes si naturellement traduits dans l'observation ; et dans le livre de l'*Ancienne médecine*, les faits tellement concentrés dans les principes, qu'on ne sent la méthode nulle part, et qu'on ne peut dire par où Hippocrate a commencé. C'est le propre des génies créateurs. Toute doctrine médicale relève d'une doctrine philosophique. Celle d'Hippocrate, père de la médecine, se rattache à celle de Socrate et de Platon, pères de la philosophie.

Il n'entre pas dans mon objet de montrer cette filiation. Mais je dois résumer la conception hippocratique parce qu'elle contient, suivant moi, le vrai fondement de la Thérapeutique et de la Matière médicale.

Principe ou fondement sur lequel repose la vraie doctrine.

Le monde physique et le monde physiologique, la nature extérieure et la nature intérieure ou notre propre corps, sont deux systèmes qui se meuvent l'un dans l'autre, par des forces distinctes mais coordonnées. Si cette harmonie suppose entre eux des rapports, elle suppose aussi des différences, sans quoi ils ne feraient qu'un ; ou, étant deux, ils n'auraient rien de commun. Ils sont donc, chacun dans leur ordre, complets et autonomiques. Leurs rapports consistent en ceci, que le monde physique renferme dans ses propriétés les conditions d'existence et de développement des fonctions du monde physiologique, rien de plus ; et leurs différences, en ce que le monde physiologique, l'organisme humain, par exemple, renferme dans un ordre d'activité supérieure, d'une manière éminente et représentative, toutes les propriétés de la nature physique. Celles-ci excitent celles-là à se manifester sans détruire leur spontanéité, sans s'y substituer jamais. Si pour s'exercer régulièrement, elles ont besoin de l'excitation des choses physiques, cette condition n'empêche pas qu'elles aient leurs lois propres, et tirent d'elles-mêmes tout ce qui les caractérise. Chaque propriété physique est donc représentée dans l'organisme par une propriété physiologique ou vitale d'un ordre supérieur, ayant en soi tout ce qui lui est nécessaire pour exister, et n'attendant de l'extérieur qu'une excitation coordonnée. De même, chaque propriété chimique de la nature brute, est représentée dans l'organisme, par une propriété homologue d'un ordre supérieur, ou de chimie vivante. Entre ces deux ordres de propriétés il y a l'infini, c'est-à-dire, qu'une propriété physique ou chimique, quelque quintessenciée qu'elle soit par de nouveaux alchimistes, ne peut, par elle même, franchir l'intervalle qui la sépare des propriétés vitales correspondantes.

Voilà, en substance, la physiologie générale d'Hippocrate. Pour la traduire en langage moderne, il a fallu d'abord la comprendre et la vérifier. Au milieu de la complication scolastique, du *farrago* savant, des mille menues théories entassées sur elle depuis vingt-quatre siècles, il était moins facile qu'on ne croit de retrouver cette simplicité de vue.

La réforme de Paracelse, manquée en médecine, réussie en chimie, mais sous un seul de ses rapports; cette réforme médicale que tout le monde célèbre et qui n'exista jamais, n'était qu'une conception nouvelle de l'idée hippocratique; seulement, plus grandiose dans l'exposition; animée, profonde, étrange, dramatique dans les détails. Oui, c'est bien la même idée venue dans un autre monde. Aussi n'hésité-je pas à la regarder comme le prologue de la médecine moderne, enveloppé de formes fantastiques. Je reparlerai des causes qui ont fait avorter la réforme médicale directe de Paracelse et nous ont imposée une réforme indirecte par la chimie. Je dirai alors, comment furent transformées, il est vrai, mais non changées dans leur esprit, la Matière médicale et la Thérapie galéniques. Enfin, je signalerai l'affaiblissement et les démembrements du dogme hippocratique; et dans les trois débris qui s'en formèrent, je ferai voir les trois hérésies ou les trois faux systèmes de Thérapeutique et de Matière médicale qui se sont propagés, mêlés, complétés l'un par l'autre jusqu'à nos jours, autant que des moitiés de vérités, je veux dire des erreurs, peuvent se compléter et former le vrai.

Mais d'abord, quelle conséquence tirer de la grande idée d'Hippocrate, dont on puisse faire un principe en Thérapeutique et en Matière médicale?

Applications générales à la Physiologie, à la Thérapeutique et à la Matière médicale.

Premièrement, il est facile de voir qu'elle condamne la médecine physico-chimique et renferme le vrai vitalisme. Dans cette doctrine mère, les effets d'un médicament ne sont pas une extension, un développement pur et simple, une continuation de ses actions physico-chimiques. Au contact de l'organisme vivant, les propriétés de cet ordre s'effacent devant des manifestations supérieures et imprévues : *Novus rerum nascitur ordo.* Quelque importance que puissent avoir les phénomènes de pure chimie générale susceptibles de s'opérer encore dans l'économie entre l'agent introduit et les matériaux de même ordre qui entrent dans la composition d'un animal, il est certain qu'ils ne sont que la condition d'existence, la cause excitante, si on veut, jamais le principe des effets physiologiques produits ou des effets thérapeutiques obtenus. Pour que les uns et les autres aient lieu, il est essentiellement et toujours nécessaire que l'organisme *consente.* Je prie le lecteur de ne pas chercher dans cette expression la moindre intention stahlienne, qui est aussi loin, plus loin, peut-être, de mon esprit que du sien. Il ne s'agit ici que de l'organisme animal, lequel n'est que matière, substance active par elle-même, mais d'une activité supérieure à celle des corps inorganiques, et douée d'énergies spontanément représentatives de leurs propriétés. Qu'est-ce que cela signifie? Que lorsqu'on applique du calorique au corps vivant, par exemple, et qu'un animal débilité et refroidi s'en trouve réchauffé et ranimé, ce résultat n'est point du même ordre que celui qui se produit entre deux corps inorganiques dont l'un cède de son calorique à l'autre, en vertu de la tendance de ce fluide à l'équilibre. Dans ce dernier cas, les deux corps étant du même ordre, sont soumis aux mêmes lois. Rien ne s'oppose à la transmission du calorique qui, toutes choses égales d'ailleurs, pourra être calculée d'avance rigoureusement. Au contraire, pour que, stimulé par le calorique physique ou externe, l'animal vivant se réchauffe, il faudra toujours que son organisme consente; en telle façon que, quelque provoquée qu'on la suppose, la production de chaleur vitale qui va se développer sous cette stimulation, sera encore et quand même, spontanée et d'un ordre complétement différent de la chaleur externe ou physique. Celle-ci n'aura été que condition d'existence, cause excitatrice spéciale, mais non efficiente de la chaleur interne ou physiologique. Ce que Vanhelmont disait du rôle de la chaleur dans la digestion, aux *concoctionnistes* qui avaient grossièrement abaissé l'idée d'Hippocrate : *calor non digerit efficienter sed tantùm excitativè*, on peut le dire aussi justement du rôle de ce même agent dans la calorification à ceux qui assignent à la chaleur animale des sources semblables à celles de la chaleur physique : *calor non calefacit efficienter, sed tantùm excitativè.* Ce qui le prouve, c'est que tout autre agent que le calorique, c'est qu'une foule de médicaments administrés à une température beaucoup plus basse que celle du corps, et que Gallien appelait *potentiellement* chauds; c'est que, une émotion, une passion, que dis-je? de la glace, vont exciter dans l'organisme une production de chaleur aussi énergique et souvent plus, que celle qui est née sous l'influence du calorique. Puis, pour sceller la démonstration, le même effet va se développer en vertu d'une réaction purement interne, en l'absence de toute excitation extérieure ; et il sera impossible de distinguer les unes des autres ces diverses calorifications. C'est qu'elles n'auront été diverses qu'en apparence, diverses quant à l'espèce de cause externe qui les aura excitées ; mais indiscernables quant à leur cause efficiente toujours une, toujours identique. Dans un cas comme dans l'autre, la production de la chaleur animale aura été spontanée, c'est-à-dire autonomique, chaleur d'un autre ordre, soit qu'on la considère dans son principe générateur, soit qu'on étudie ses lois de transmission, soit qu'on observe ses effets, ses fonctions, toutes ses propriétés.

Voilà ce que j'appelle chaleur physiologique, ou chaleur qui, dans un ordre d'activité supérieure, renferme d'une manière éminente et représentative toutes les propriétés de la chaleur physique, quoiqu'elle en soit aussi distincte que la vision de la lumière, l'audition du son, et ce qu'on nomme depuis quelque temps combustion en nous, d'un feu de forge qui nous incinérerait en trois minutes.

Ce que je viens de dire de la chaleur physique, de la chaleur physiologique et de leurs corrélations, qu'on l'applique à tous les modificateurs hygiéniques et thérapeutiques, agissant par des propriétés physiques ou chimiques, et à leur influence sur les propriétés vitales de tout ordre, animales ou végétatives, on aura le même rapport, la même loi. Toujours, entre ces deux ordres de propriétés, il y aura l'infini; toujours, quoique excité par un modificateur spécial, il faudra que, pour manifester l'effet vital corrélatif recherché, l'organisme consente, comme si l'excitation n'avait rien eu de particulier, ou qu'aucune excitation n'eût été appliquée.

Ce que j'ai dit du chaud, il faut le dire du froid, du sec et de l'humide physiques, auxquels répondent un froid, un sec, un humide physiologiques; il faut le dire, non-seulement des quatre qualités de la chimie galénique, mais des éléments de la chimie moderne, ainsi que des agents impondérables de la physique : lumière, électricité, etc... Nous avons des sensations lumineuses dans l'obscurité, des bruits physiologiques ou spontanés dans le plus profond silence; des saveurs, des odeurs, des sensations gravatives, pressives, déchirantes, de froid, d'ustion, de formication, de distension, de plénitude, de vacuité, de mobilité, d'immobilité, sans que rien de physique vienne exciter ces perceptions; puis, des flux ou purgations, des narcotismes, des ivresses spontanées, des surexcitations, des vésications, des contractures, des paralysies, en l'absence de tous les poisons capables de provoquer spécifiquement ces effets. Nous avons des obésités sans presque manger, des maigreurs en mangeant et digérant bien, des diurèses en ne buvant pas, des anuries en buvant beaucoup, etc., etc.; d'où il est permis de conclure, que les propriétés en vertu desquelles nous éprouvons tous ces effets, sont innées; et que, quand nous sentons le poids du plomb sur un de nos membres, ce grave ne fait qu'occasionner la manifestation d'une propriété sensible innée qu'on nomme sensation gravative, et qui aurait pu se développer anormalement sans lui, etc.; enfin que notre corps est composé de l'ensemble de ces énergies internes spontanément représentatives de la nature physique, comme celle-ci n'est que l'ensemble des forces qui, agissant sans cesse sur les corps organisés, sont les conditions d'existence, les causes spéciales saines ou malsaines, hygiéniques ou médicinales, qui excitent en eux, mais n'y produisent jamais physiquement ou chimiquement, les phénomènes normaux et anormaux de l'ordre physiologique.

Entre autres conséquences très-étendues de cette théorie, je me borne à indiquer une lumière sans égale pour la chimie organique, et peut-être le véritable principe de son existence, douteuse encore pour moi jusqu'à ce jour. Si les chimistes détournent les yeux de cette lumière, ils ne sont pas près de sortir du chaos extra-scientifique où ils se débattent. J'essayerai ailleurs de déterminer ce problème et ses voies de solution.

Il faut éviter ici une pente glissante, qui mène tout droit à l'un ou à l'autre des faux systèmes. Plus tard, en signalant ce danger, je serai naturellement conduit à faire connaître les trois sources d'erreur générale en Matière médicale et en Thérapeutique.

Le point important est de n'accorder ni trop ni trop peu de spontanéité ou force propre à l'organisme ; ni trop ni trop peu d'action excitante ou de force déterminante spéciale aux choses physiques. A ce seul énoncé, on voit se lever le grand problème de la thérapeutique. Les excès de la médecine expectante et de la médecine agissante sont en présence. Si, de ce que les modificateurs externes ne communiquent à l'organisme rien d'essentiel qui ne soit en lui d'une autre manière ; et si, de ce qu'il ne reçoit d'eux que des excitations spéciales, on voulait conclure que toute excitation est propre à entretenir toute fonction, on arriverait à des absurdités palpables. Les stimulus et les organes sont coordonnés. Les sons ne sont pas propres à exciter la vision, ni les rayons lumineux l'audition. Le sens digestif n'est pas stimulé par les mêmes agents que le sens respiratoire, etc... Il y a des narcotismes spontanés, mais l'opium imprime pourtant au narcotisme qu'il détermine, des caractères propres et reconnaissables. On dirait, de plus, qu'il y a autant de narcotismes artificiels ou toxiques que de narcotismes spontanés ou pathologiques. Celui de l'opium n'est pas celui du datura, celui de l'éther diffère de tous deux et même de celui du chloroforme ; l'aconit ne stupéfie pas comme la digitale, la quinine comme la conicine, etc... La stimulation du café aiguillonne la pensée, celle du vin le courage ; celle du thé est sombre ; elle accroît manifestement l'innervation rachidienne et la contractilité des plans musculaires splanchniques ; celle de la mélisse est gaie ; de la menthe, libidineuse, etc... Or il n'est pas un état morbide où, en l'absence de ces causes spéciales de stupéfaction et d'excitation, celles-ci ne puissent se développer avec toutes leurs nuances pharmacologiques, de manière à tromper le toxicologue le plus exercé. Il y a des paralysies, des contractures sans cause externe; et pourtant aussi, le plomb et la strychnine donnent à ces lésions du mouvement musculaire, une physionomie qui les distingue des autres contractures et des autres paralysies. La stomatite mercurielle, la pustulation stibiée, le catarrhe sec des yeux, du nez et des bronches que produit l'iode, ne naîtraient pas sous d'autres influences. Toutes ces stimulations ne sont donc pas indifférentes; et si l'organisme, placé dans l'imminence de telle ou telle disposition morbide, peut, sous une excitation quelconque, faire éclater des manifestations morbides quelconques et imprévues; si, dans telle opportunité morbide donnée, on voit l'émétique déterminer des convulsions, une hémorrhagie, des sueurs, la diurèse, une sialorrhée, etc., au lieu de vomissements, il n'en est pas moins vrai, que dans l'état de santé où les propriétés morbides de l'organisme sont latentes et vigoureusement dominées par les propriétés saines, tous les désordres que je viens de rappeler ne se manifestent qu'au contact des actions toxiques correspondantes. Il y a alors, bien certainement, non une action physique ou chimique, mais une sorte de génération dans laquelle les agents vénéneux jouent le rôle de semences pathogéniques. Or, lorsqu'elles rencontrent des affinités de même ordre qu'elles, les actions physiques et chimiques entraînent des effets forcés et d'avance calculables; et si évidemment ici, elles ne le sont pas, c'est que, quelle que soit leur énergie, elles ne meuvent dans l'organisme que ce qui *consent* ou *sympathise*. Sans doute, la spontanéité de l'organisme peut être faible comme très-forte; mais en soi, et au fond, elle existe tout entière et n'est violée que par la mort.

Ces considérations regorgent de Thérapeutique; et il faut les retourner jour et nuit sous peine de prendre la Matière médicale en un mépris plus mérité cent fois, que celui dont l'a accablée Bichat.

L'action des évacuants dans le vrai vitalisme.

Administrez un purgatif, un diurétique, un sudorifique: et pour obtenir les effets curatifs que vous vous en promettez, vos évacuants vont avoir à susciter deux ordres de phénomènes vitaux qui ne sont pas de simples degrés, de purs développements les uns des autres; mais entre lesquels il y a l'infini.

D'abord, pour que le purgatif produise ses effets physiologiques, il faut que l'intestin *consente*, comme la peau au diaphorétique et le rein au diurétique, c'est-à-dire, qu'il en ressente l'action. Cela est prouvé surtout par les purgations obtenues au moyen des solutions cathartiques qu'on applique sur la peau ou qu'on injecte dans les veines. Or, cette impression spécifique est un fait séparé par un abîme des propriétés physico-chimiques de la substance purgative. Celles-ci excitent spécialement celles-là, qui n'en sont pas comme une suite prévue, calculable et de même ordre. L'impression reçue n'est point en raison directe et nécessaire de la dose du médicament ni d'aucune condition physique. Pour l'apprécier, il faut entrer dans un autre domaine de faits; et encore, est-il une foule de dispositions individuelles qui font échouer toute prévision. Voilà une première série d'effets qui, en eux-mêmes, ne relèvent que de la spontanéité organique. Mais ce n'est pas tout. Ces effets physiologiques, ainsi nommés parce qu'ils peuvent être produits sur l'homme sain, peuvent l'être aussi sur le malade et sans qu'il en résulte aucun effet thérapeutique. Lorsque ceux-ci ont lieu, il est donc nécessaire que se déploient, et d'eux-mêmes, sous l'influence excitante du purgatif, mais comme ils auraient pu le faire spontanément et sans lui, des actions d'un ordre nouveau. L'organisme n'a plus seulement à consentir immédiatement et en tant que sain à l'impression du purgatif, mais d'une manière plus éloignée, et en tant que malade. S'il m'était permis d'individualiser un instant la maladie, je dirais, que pour que l'effet thérapeutique du purgatif soit déterminé par son effet physiologique, ce n'est plus l'organisme seulement qui doit consentir, mais surtout la maladie. Cela s'applique plus évidemment encore, si c'est possible, aux sudorifiques, aux diurétiques, aux emménagogues, etc..... Que suit-il de cette vérité? Cette autre tout hippocratique, que lorsqu'un médicament ou toute action thérapeutique obtient son effet curatif, c'est par une sorte de crise, quand il s'agit d'un agent qui produit des évacuations, des fluxions, des dérivations quelconques. Au lieu d'un flux, d'une phlegmasie, d'une fluxion naturelles, solutrices de la maladie, au lieu d'une crise proprement dite. c'est une crise provoquée, un *jugement* habilement suscité par l'homme de l'art. Non, que sans cette secourable stimulation, la maladie se fût nécessairement terminée d'elle-même, comme l'art l'y a déterminée : il y a pour guérir comme pour mourir des voies à l'infini. Mais si cela fait les difficultés infinies et redoutables de la Thérapeutique, c'est aussi le fondement de sa réalité et de ses espérances.

Ces idées, contenues d'ailleurs dans plusieurs aphorismes, découlent aussi rigoureusement de la prognose et de la thérapie d'Hippocrate, que cette prognose et cette thérapie, de la manière dont le père de la médecine concevait la nature physique, la nature physiologique et leurs rapports. Le résumé que j'ai osé en présenter, quoique plus déterminé, est donc bien dans le même esprit ; car les conséquences qui précèdent et celles que je continuerai à en faire sortir, ne sont au fond que la même idée se multipliant, sans s'épuiser, sous d'innombrables aspects.

Je ne crois pas susceptibles d'une réfutation sérieuse la théorie générale que je viens d'émettre de l'action thérapeutique des évacuants, des révulsifs, etc. etc...... Si elle était fausse, on ne verrait pas si souvent les effets physiologiques des médicaments produits sans aucun bienfait et absolument comme s'ils avaient été appliqués à un homme sain, c'est-à-dire, avec le mal du remède ajouté, pour tout résultat, à celui de la maladie. On ne verrait pas un sinapisme aux pieds augmenter un mal de tête, un sudorifique exaspérer des douleurs rhumatismales, un diurétique qui a provoqué un flux copieux d'urine, accroître une hydropisie, etc..... Au contraire, comment concevoir, en dehors de cette doctrine, l'apaisement d'une fébriphlegmasie intense, sous l'influence d'un vésicatoire énorme qui ajoute, quantitativement, une grande inflammation à celle qui déjà existe ? Quand l'indication de ce moyen a été bien saisie, son effet thérapeutique n'est-il pas évidemment une crise artificielle ? Or, une crise provoquée cesse-t-elle d'être une crise ?

En face de ces deux séries de résultats opposés de moyens semblables, la conclusion devient forcée : entre l'influence physiologique et l'influence thérapeutique d'un médicament, il n'y a pas une suite nécessaire et exactement calculable d'action, mais deux ordres d'actions qui, considérées en elles-même, sont séparées par tout l'intervalle qui existe entre la santé et la maladie. Comme complément de ma théorie, j'aurai occasion de dire plus tard, que ces deux états ne sont pas un simple degré l'un de l'autre, soit en plus soit en moins.

Pourtant entre ces ordres d'actions, il y a des rapports étroits; mais ils s'établissent par voie d'excitation. Ces excitations sont plus ou moins spéciales. La physiologie peut les indiquer dans quelques cas, et diriger ainsi les recherches et les tentatives du praticien ; mais l'expérience clinique a seule le droit de les sanctionner. J'ai déjà exposé dans l'*Introduction au Traité de Thérap. et de Mat. méd.*, l'idée générale qui peut déterminer le rapport des médications rationnelles ou physiologiques, aux médications qu'on nomme spécifiques ou empiriques, et j'y reviendrai.

La différence d'action particulière des médicaments, peut-elle changer le principe de Thérapeutique générale que je viens d'émettre ? Plusieurs m'accorderont ce principe pour les médicaments que j'ai pris en exemple, qui croiront devoir me le refuser pour d'autres, tels que l'opium, le quinquina, les sédatifs, tous les médicaments qui ne produisent pas loin du lieu malade, des évacuations ou des mouvements organiques analogues à des crises. Ils invoqueront surtout contre moi, l'action des altérants, et citeront en particulier la vertu antisyphilitique du mercure, etc...... Hé quoi! les crises proprement dites, sont-elles donc la seule voie médicatrice de la nature, la seule, par conséquent, que la Thérapeutique puisse imiter? Et si la nature en a d'autres incontestablement, l'art ne pourra-t-il les susciter? Là est toute la Thérapeutique. Sera-t-il privé d'agents spéciaux pour déterminer ces autres effets réparateurs? C'est aussi toute la Matière médicale. Et s'il en possède, est-il possible qu'ils opèrent autrement que par l'organisme lui-même, et en mettant en jeu, avec une activité et une pénétration variables, les forces qu'il développe dans les guérisons spontanées? Il faut se demander aussi, s'il y a, pour la médecine, un moyen scientifique de passer de la Matière médicale à la Thérapeutique, un fil qui puisse servir au praticien de guide dans la recherche des modificateurs curatifs de l'organisme malade. Le hasard qui a eu de si bonnes fortunes dans ce genre, n'est qu'un fait. On en profite, mais on ne va pas à sa recherche. Hors cela, on ne trouve que les effets physiologiques des médicaments sur l'homme sain et les animaux, puis la toxicologie. Cette partie intéressante de la physiologie, forme donc le seul et véritable rapport scientifique de la *Matière médicale* et de la *Thérapeutique*. Continuons, de ce point de vue, l'examen de l'action des médicaments, et voyons s'il en est qui échappent à la loi suivant laquelle la grande École médicale a conçu les rapports des agents externes et de l'organisme vivant.

Les Sédatifs. — L'Opium, la Digitale.

Prenons d'abord, pour exemple, l'effet le plus commun et le plus simple du plus universel de nos médicaments, l'opium, et son action somnifère. Vous donnez l'opium à un malade pour calmer ses nuits inquiètes et lui procurer du sommeil. Il peut arriver trois choses. Le sujet n'a rien éprouvé, ou il a ressenti un effet contraire à celui que vous espériez. Ainsi, premièrement, action appréciable nulle, ou surexcitation. Secondement, le malade a eu du sommeil; mais le sommeil de l'opium seulement, le narcotisme, sommeil toxique et non réparateur qui a fatigué le malade et qu'il vous prie souvent de ne plus lui procurer, lui préférant son insomnie. Troisièmement, l'opium a déterminé le sommeil naturel et réparateur. L'art triomphe véritablement. Pourquoi? Parce que la nature saine, ***vita sana superstes***, a consenti, et que le sommeil artificiel et toxique a provoqué le sommeil physiologique. Mais qu'on se garde bien de croire que l'opium produise jamais ce sommeil par lui-même et immédiatement. Il n'est capable de produire ainsi qu'un narcotisme plus ou moins pénible, plus ou moins toxique chez les divers individus. On est, trop souvent sans doute, forcé de se contenter du narcotisme, et on le peut, surtout lorsqu'il s'agit de calmer des douleurs, d'apaiser des convulsions, de modérer un flux, etc.; mais quand l'indication est de procurer le sommeil, ce qu'il faut obtenir, c'est le sommeil physiologique. Le narcotisme n'est qu'un cauchemar substitué à un autre. Or, l'effet physiologique de l'opium, est un des meilleurs et des plus appropriés excitants du sommeil naturel. Qu'il soit donc bien entendu, que l'opium ne produit jamais immédiatement le sommeil bienfaisant et véritable, mais par un intermédiaire qui est son seul effet propre. Quelquefois, et ce cas n'est pas le plus commun, le sujet n'a eu presque aucune perception de l'état intermédiaire ou du sommeil médicamenteux qui l'a insensiblement mené au sommeil naturel. Le plus souvent il a senti le narcotisme. Le sommeil naturel, occasionné par lui, en a même toujours été plus ou moins empoisonné. Ce mélange a lieu à des degrés infinis. Les malades sensibles et les médecins attentifs, l'un aidant l'autre, saisissent facilement ces nuances très-intéressantes. Je ne sais si les grands *faiseurs* de matière médicale, ont le temps de faire de semblables remarques, et de s'apercevoir des leçons qu'elles renferment; mais depuis quinze ans, je les recueille tous les jours plusieurs fois.

L'opium du cœur, la digitale, ne peut recevoir de ses effets une interprétation différente. A un homme sain elle ralentit les battements du cœur. Mais prise par un malade affecté de palpitations, soit nerveuses, soit liées à une altération organique du cœur, elle a aussi deux ordres d'effets qui ne se suivent pas nécessairement et dont l'un ne fait qu'exciter l'autre, en lui laissant toute son autonomie. Combien de malades n'ai-je pas vus qui, affectés de palpitations nerveuses, et obtenant de la digitale le ralentissement des contractions du cœur, n'en éprouvaient pourtant aucun soulagement, et chez qui le symptôme apaisé par la digitale, était remplacé par un renforcement très-incommode des battements ralentis, ou par une sensation d'angoisse précordiale, ou par des intermittences plus ou moins longues qui leur causaient subitement des terreurs involontaires, comme si la vie eût subi les intermittences d'un de ses centres ; et combien d'habiles thérapeutes n'ai-je pas vus, se féliciter, en dépit de leurs clients, de ces brillants effets physiologiques ou toxiques de la digitale! Ces succès sont mis à l'actif du médicament. Il n'y a de passif que le malade. Hé bien! cet ordre d'effets est compté pêle-mêle avec les effets thérapeutiques, qui sont d'un autre ordre, et que la digitale a l'heureuse propriété de produire.

J'ai été obligé bien souvent, de suspendre l'emploi de la digitale, parce qu'elle ralentissait trop les battement du cœur. Elle le stupéfiait, et ce n'est pas ce qu'on cherche. Qu'on suspende l'usage du médicament, et la nature ramènera l'action du cœur à sa mesure. Mais elle ne l'eût peut-être jamais fait sans la digitale.

Je ne répéterai pas ici ce que j'ai dit de l'opium. Ce sont les mêmes rapports généraux entre d'autres phénomènes particuliers. Plus souvent que l'opium sur le cerveau, la digitale manque son effet physiologique sur le cœur. Et si je le note, c'est pour appuyer sur ce fait, que pas plus que l'action thérapeutique, l'action physiologique d'un médicament n'est calculable, n'est une simple consécution de ses propriétés physico-chimiques. Mais ce que je tiens surtout à faire remarquer, c'est que son action thérapeutique n'est pas davantage une pure et nécessaire extension de ses propriétés physiologiques. Je sais qu'entre ces deux dernières séries d'actions, l'hiatus n'est pas aussi profond qu'entre les propriétés physico-chimiques et les effets physiologiques ; mais quoique ne pouvant lui être comparé, il existe, et représente exactement la différence qui sépare la santé de la maladie. Or, tous ceux qui ne professent pas le physiologisme en médecine, savent, je l'ai déjà dit, qu'entre ces deux états il y a autre chose que du plus et du moins.

Mais si le sommeil naturel excité par l'opium, si la régularité de l'action du cœur obtenue au moyen de l'espèce de narcotisme de cet organe par la digitale, ne sont ni l'un ni l'autre le résultat immédiat de ces deux médicaments, il reste à conclure qu'on doit les rapporter aux tendances saines de l'organisme troublées par la maladie, et replacées par le modificateur thérapeutique dans les conditions de leur libre exercice.

Les spécifiques. — Ils sont ramenés au mode d'action des médicaments communs et aux lois physiologiques.

Mais les spécifiques? mais le quinquina dans les accès de fièvre paludéenne, le mercure dans la syphilis? Puisqu'il le faut, parlons donc des spécifiques.

L'idée qu'on se fait plus ou moins vaguement d'un spécifique est celle d'un agent thérapeutique qui va, *sans intermédiaire*, au principe d'une maladie, et, *par sa force propre*, le neutralise directement. Les lois de l'organisme ne sont pas faites pour lui. Ce n'est ni par une vertu stimulante, sédative, chaude, froide, sèche, humide, etc....., ni par aucune propriété particulière; c'est, comme dit Galien, *par toute sa substance* qu'il agit spécifiquement. Le quinquina guérit la fièvre intermittente, non parce qu'il est tonique suivant les uns, sédatif suivant les autres, astringent et momifiant, stomachique, diaphorétique, antispasmodique, etc.... Non : entre la cause des fièvres intermittentes et le quinquina, il y a une incompatibilité où le mal succombe comme entre deux espèces botaniques ou zoologiques qui ne peuvent pas vivre ensemble et dont l'une détruit toujours l'autre. Le mercure ne guérit pas la syphilis parce qu'il est acide ou alcalin, antiplastique, comme on dit aujourd'hui, ou coagulant, comme on l'a pensé autrefois. Il agit contre cette maladie comme l'onguent gris sur les poux, en la tuant. L'organisme n'a point à intervenir dans l'action du quinquina e du mercure. Il recèle des sortes d'entozoaires don ces substances sont le poison, et voilà tout. Le poi son fait son choix par affinité; et sans léser l'orga nisme, il extermine le parasite comme dans un éprouvette. C'est bien simple, en effet; et la maladi n'est pas si mystérieuse qu'on le dit.

Je prie de suite, qu'on veuille remarquer un chose : c'est que dans cette théorie, la maladie es confondue avec un produit morbide. On l'assimile quelque chose de contenu dans l'organisme comm des vers dans l'intestin, ou de mêlé physiquemen au sang, ou d'extravasé dans les tissus. Ainsi l'enten l'humorisme. On conçoit alors l'inutilité de l'orga nisme dans l'action du spécifique. Tout se passe en lui, mais sans lui. Qui se sent assez hardi pour soutenir cette théorie? Professée ou non, expresse ou induite, elle est pourtant celle de l'immense majorité des médecins; et presque tous les travaux de notre pathologie et de notre thérapeutique la supposent. Elle est aussi grosse de dangers que d'erreurs. Les spécifiques n'ont pas une autre manière générale d'agir que les médicaments destitués de ce beau titre. Et en effet, ils agissent avec ou sans le concours de la vie. Sans son concours, on s'expose à de graves objections.

Le Mercure.

Mêlé à des préparations mercurielles, le virus syphilitique est très-positivement inoculable. Pris avant le développement des lésions syphilitiques visibles, le mercure ne les prévient pas. Que n'a pas vainement tenté dans ce genre le génie de la luxure? Cela me pourrait dispenser d'achever la réfutation. On voit les symptômes syphilitiques et les symptômes mercuriels marcher ensemble chez le même individu sans s'influencer en rien. Il n'est même pas rare que ceux-ci aggravent ceux-là, et y ajoutant leurs désordres, produisent une affection mixte, une cachexie syphilitico-mercurielle d'une très-difficile curation. Enfin, n'est-il pas vrai, qu'à côté des individus que le mercure guérit d'une syphilis secondaire sans produire aucun phénomène mercuriel appréciable, il en est d'autres où, sans qu'il en détermine davantage, la vérole poursuit imperturbablement ses ravages? Voilà tous les cas possibles, si on y joint cet autre très-commun : apparition d'accidents hydrargyriques, décroissance simultanée des phénomènes de la vérole. Quelle est en face de cette diversité de rapports entre les deux séries de manifestations, l'une vénérienne l'autre mercurielle, la signification des cas où une modification mercurielle appréciable ou non, fait cesser les accidents de la syphilis?

Contraste merveilleux! le mercure excite les tissus sains à des actions altérantes, antiplastiques, exulcérantes; et les tissus hectiquement rongés par la vérole, à des actions plastiques et réparatrices. Ce qui était cause de destruction ici, là, devient cause de régénération; et c'est le même mode d'irritation qui produit des effets si opposés! Comment attribuer ces propriétés contradictoires à un même modificateur, s'il était vrai qu'il agît tout seul, ou comme l'antidote, qui se borne à neutraliser le poison en formant avec lui un composé inoffensif? Répondre à la même action par une ulcération ou par une cicatrisation, c'est être capable de ces deux effets, c'est les tirer de soi; car de la même cause, il ne peut sortir deux effets contraires. Aussi, n'en sortent-ils pas, mais de l'organisme imprégné par la vertu du mercure. Nous recélons donc des propriétés morbides que le mercure excite à se manifester par l'impression de certaines qualités qui n'appartiennent qu'à lui, et qu'on peut appeler spécifiques, — pourvu qu'on n'attache à ce mot aucun sens occulte et réservé; — mais que j'aimerais mieux nommer, plus simplement, mercurielles. Chaque corps de la nature a les siennes qui ne sont pas celles d'un autre. Le mercure ne jouit à cet égard d'aucun privilége. Les toniques et les émollients, l'eau et le vin sont, à ce titre, des spécifiques aussi incompréhensibles que le mercure.

L'organisme guérit la vérole sous l'influence du mercure : voilà l'idée qu'il ne faut pas franchir. Appliqué localement à un chancre, le nitrate d'argent le guérit parfaitement. En conclura-t-on qu'il est aussi un spécifique de la vérole? Qui ne voit que ce modificateur ne fait qu'exciter une action vitale morbide ou une irritation différente d'une autre, moins malsaine qu'elle, et d'une curation spontanée? Si le mercure est le contre-poison de la syphilis, comment ne la neutralise-t-il pas toujours? C'est ce qu'il fait, dira-t-on, quand elle est franche ou exempte de tout amalgame pathologique. Autant vaudrait dire avec Hunter, qui pourtant était un partisan exagéré de la spécificité mercurielle : le mercure est l'antidote ou le remède spécifique de la maladie vénérienne *considérée abstractivement.* Est-ce une critique ou un éloge? Quoi qu'il en soit, et malgré son fanatisme pour le mercure, Hunter en considérait l'action en vitaliste de la grande école dont il est jusqu'à présent le chef le plus moderne. Or, on n'a pas oublié, que je n'ai pas d'autre objet en ce moment, que de ramener aux lois générales d'action de tous les médicaments, les spécifiques qu'on se représente toujours comme des agents plus mystérieux et plus extraordinaires que les autres; et de prouver, de plus, que l'efficacité exceptionnelle dont ils jouissent contre telle ou telle maladie, dépend autant de certaines singularités tout exceptionnelles de ces maladies, que de la vertu intrinsèque du remède.

C'est l'organisme qui, excité par les aliments, tire d'eux la substance si variée de toutes ses parties. C'est de même lui, qui excité par les médicaments, tire d'eux leurs propriétés; c'est lui qui les développe et les vivifie ; car par lui, elles deviennent vivantes ou la vie même modifiée de telle ou telle manière. Il s'assimile ou rend semblable à lui quelque chose de ces forces étrangères. Elles passent en lui; il les élève à son ordre d'activité. Ce n'est plus alors comme juxtaposées qu'il traduit ces substances, mais par intussusception. Il tire alors de lui seul, *ab intùs suscipit*, les actions médicamenteuses. Miroir vivant des propriétés de ces poisons, on peut dire que par elles, il devient successivement, à leur point de vue, opium, mercure, quinquina, antimoine, belladone, etc. C'est, si l'on veut, l'opium, le mercure, la digitale, l'antimoine, dans un ordre d'activité plus éminente et représentative des propriétés essentielles de ces substances, lesquelles vivent ainsi, pour un instant, d'une vie supérieure, et sont, en quelque sorte, animalisées. Il n'y a là, ni métaphores, ni comparaisons : c'est la rigueur physiologique la plus absolue; nous sommes à la racine de la Thérapeutique... Le vrai vitalisme tire la toxicologie de la région inférieure des cornues et des alambics qu'elle n'a pas encore quittée, même au sein de l'organisme vivant; et, sans la moindre excentricité germanique, sans briser avec la tradition, et s'appuyant largement sur elle, il élève la Matière médicale à la dignité physiologique.

Tout ce qui n'est pas dans cet esprit n'a que le nom de physiologie : assemblage indigeste de mauvaise physique, de chimie provisoire et de faux vitalisme que n'avoueront un jour ni la physique, ni la chimie, ni la physiologie ; mais qui, en attendant, brille à l'Institut.

Ainsi, pas d'exception pour les spécifiques, et pour le mercure, en particulier, qu'on proclame leur type. Il faut que l'organisme sain *consente* à son action physiologique, et, qu'à celle-ci, consente à son tour l'organisme affecté de la vérole. Il n'y a pas là plus d'action chimique que dans la nutrition, que dans la conception elles-mêmes ; et on peut dire, avec la dernière rigueur, que pour que le mercure agisse, il faut que l'organisme d'un vénérien conçoive les propriétés mercurielles, de même que pour contracter la vérole il avait dû concevoir le virus syphilitique. Mais celui-ci agit plus profondément que le mercure sur l'organisation ; car il est de même nature qu'elle, un de ses produits, poison morbide plus intime qu'aucun autre. Le mercure, au contraire, n'atteint point ainsi l'organisme dans son essence ; il modifie passagèrement la nutrition, les sécrétions, etc., et par là les déviations produites dans ces fonctions par le poison morbide vénérien. Mais ces symptômes supposent au principe de la maladie des racines invisibles jusque dans le principe vital lui-même, c'est-à-dire dans le sens vital latent déjà concentré dans le germe, siége des diathèses, répandu dans tout l'organisme, et qui est partout le fond toujours actif, la source incessamment féconde de toutes les fonctions spéciales. Or le mercure, corps hétérogène au nôtre, ne paraît pas pouvoir poursuivre jusque-là la cause vivante initiale de la vérole; ou, s'il y pénètre, il ne s'y identifie pas comme elle. Celle-ci se transmet par la génération: la maladie mercurielle n'en est pas susceptible. Le mercure attaquerait donc les symptômes et non leur principe. Par ce côté là encore, quel spécifique! Et puis, est-il bien vrai qu'il guérisse si merveilleusement tous les symptômes? Voilà que nous touchons peut-être au secret du mercure.

Le mercure agit surtout à une des phases de la maladie vénérienne, celle où apparaissent les accidents de seconde génération, qui affectent surtout la peau et les membranes muqueuses. Contre les accidents primitifs, il est au moins inutile; et pris alors, il n'est pas prouvé qu'il empêche le développement des symptômes secondaires. Enfin, son efficacité va en diminuant, à proportion de ce qu'on s'éloigne de l'imprégnation initiale; et lorsque les altérations de troisième ordre se manifestent, celles qui attaquent les systèmes profonds, les os, les tissus blancs doués de peu de vie, son activité thérapeutique est tellement affaiblie, qu'il perd tout privilége et cède à l'iode sa vertu spécifique. Remarquons-le donc bien : dans cette période de la syphilis où on peut se passer de lui, le mercure n'est pas plus spécifique que l'azotate d'argent ou tout autre modificateur substitutif. Dans cette autre période, où le mal a jeté des racines profondes, opiniâtres, difficilement résolubles d'elles-mêmes, et altéré intimement la constitution, il ne réussit guère mieux que contre d'autres affections non vénériennes des mêmes parties;

et l'iode lui dispute facilement l'avantage. Reste, pour son triomphe, la période intermédiaire. De toutes les affections organiques de nos tissus, c'est la plus mobile, la plus diversifiée, la plus modifiable, la plus *altérable* enfin. Qui oserait, pour l'incurabilité, la comparer au cancer, aux tubercules, etc., etc. ? Or le mercure est le plus puissant des *altérants*. Qui sait si ce n'est pas à ce rapport que se réduit sa spécificité? Pourquoi cette vertu si singulièrement antivénérienne échoue-t-elle très-souvent devant la vérole profonde et consommée, même quelquefois devant celle qui ne l'est pas encore? Pourquoi le vérolé passé au mercure, n'est-il jamais sûr de ne voir pas repulluler une seconde, une troisième génération de maux et de ne pas infecter sa descendance? Et d'ailleurs, si le mercure est un spécifique dans le sens scolastique attaché à ce mot, pourquoi a-t-il besoin pour guérir, des conditions hygiéniques et thérapeutiques communes à toutes les maladies et à toutes les médications? Est-ce lui qui cicatrise? Mais encore une fois, physiologiquement, il exulcère. Quand l'organisme est malsain, les accidents syphilitiques sont mal définis, dépravés, perdent leur *distance spécifique*, pour parler comme Hunter ; en un mot, n'ont pas de tendance à guérir spontanément. Eh bien! le mercure accroît trop souvent cette mauvaise disposition. Il faut modifier l'organisme pour que le fameux spécifique retrouve sa puissance, qu'on dit si directe. Chez certains sujets, très-irritables, il est nécessaire de lui associer l'opium, faute de quoi il n'agit pas, ou produit des désordres plutôt que des bienfaits? D'autres fois, ce sont des toniques qu'on doit employer simultanément pour assurer ses effets. Ailleurs, il donnera lieu à des accidents et étendra les désordres vénériens, si son emploi n'est pas précédé de la saignée, etc. C'est absolument comme pour les médications les moins spécifiques. Le voilà obligé d'avoir l'organisme pour lui, ni plus ni moins que les médicaments communs. Il n'agit donc pas tout seul; il ne neutralise donc pas le principe de la maladie par une action immédiate et spécifique au sens des écoles. Rien de plus conditionnel que ses effets.

La vérole peut guérir d'elle-même à une certaine période de son évolution complète, et elle guérit aussi sous l'influence du mercure. Mais les causes médiates ou les conditions d'une guérison, peuvent être très-variées : sa cause immédiate et efficiente, son principe, si on veut, ne peut différer de lui-même : il est un et identique. Or, la syphilis guérit spontanément, ou plutôt l'organisme guérit la vérole par ses propres forces; donc, avec le mercure, c'est encore lui qui la guérit. J'en conclus aussi qu'il est impossible que ce ne soit pas suivant les lois physiologiques que j'ai fait connaître et qui président à toutes les médications.

Le Quinquina.

Le quinquina sera-t-il plus heureux? Je ne le crois pas plus l'antidote chimique du poison palustre, que le mercure du poison morbide syphilitique. Nul médicament n'exige plus que lui l'intervention de l'organisme avec tout le déploiement de ses ressources propres. Et d'abord, combien d'affections intermittentes ne conjure-t-il pas en dehors du cadre des maladies paludéennes ! Cela ne lui a-t-il pas valu le titre général d'antipériodique?

S'il guérit plus sûrement les accidents paludéens périodiques que les accidents goutteux de même type, c'est que la goutte est une maladie intime et personnelle bien autrement identifiée avec l'organisme, et bien autrement rebelle, que le poison palustre, tout externe et étranger.

Quand une affection est peu profonde; qu'elle n'a pas encore pris fortement possession de l'organisme; qu'elle ne s'est pas suffisamment assimilé les forces saines, elle a la plus grande tendance à revêtir le type intermittent. Celui-ci n'est autre chose qu'une alternative plus ou moins régulière de moments sains et de moments troublés, signe évident que la maladie, quelque dangereuse qu'elle puisse être dans un de ces moments, n'a pas encore vicié totalement l'organisation. Alors, le quinquina administré dans l'intervalle des accès, accroissant la résistance vitale ou les forces saines, prolonge les moments sains, et peut mettre l'organisme en mesure d'user le principe du mal, de le dominer et de le laisser s'éteindre, s'il n'est pas d'une nature trop vivace, ou trop constitutionnelle et trop intime. Or, tel est le cas des affections palustres, lorsqu'elles n'ont pas encore altéré profondément l'organisme, et produit une cachexie et des désordres trop graves dans les viscères.

Quand ces effets profonds sont accomplis, qu'a donc de bien plus merveilleux le quinquina qu'une foule d'autres reconstituants ? Ne se confond-il pas alors avec tous les toniques, en gardant toutefois sa prééminence dans cet ordre? Ne faut-il pas même souvent aider son action par celle des altérants, etc.? Nos hôpitaux ne sont-ils pas encombrés de soldats et de colons d'Algérie, opprobres vivants du quinquina? Ce médicament les a guéris vingt fois; peut-être même les a-t-il arrachés à la mort quand leur maladie, quoique horriblement délétère, était encore superficielle et l'organisme peu intimement affecté. Aujourd'hui, il est impuissant, parce que le corps vivant est tout maladie, et qu'arrivé à cet état hectique où son fond n'est plus sain, il ne peut pas prêter plus de point d'appui à une guérison artificielle qu'à une guérison spontanée.

Nul médicament ne fait à la nature de plus puissants appels que le quinquina. Il est si vrai qu'il n'agit que par elle, que les propriétés qu'on lui attribue, sont celles mêmes qui caractérisent l'action régulière de l'organisme, et qu'on transporte au quinquina, par un trope que les spécifistes seuls prennent à la lettre.

Accroître la force saine et diminuer l'action morbide : voilà la propriété générale du quinquina. Sa puissance tonique, ou la faculté qu'il a d'augmenter les forces vitales communes, se prouve par sa vertu sédative, modératrice, régulatrice des manifestations spéciales de cette force.

Barthez disait déjà dans son langage ontologique, qu'il augmentait les forces en puissance et contenait les forces agissantes. Suivant Hunter, il est le remède de l'irritabilité, état morbide caractérisé par la diminution de la force et l'augmentation excessive et irrégulière de l'action. L'inflammation gangréneuse, où, d'après le même auteur, l'action morbide excessive n'est pas en rapport avec la force vitale commune très-peu résistante, offre encore l'indication vraiment spéciale du quinquina. Or que voyons-nous en tout cela? L'exercice même des lois générales de l'organisme. Mais, si ce sont les lois de l'organisme, ce ne sont donc pas celles du quinquina...

Pourtant, dans certaines circonstances, les forces organiques sont affectées par des influences pernicieuses qui l'emportent de plus en plus sur leur résistance propre. A ces influences funestes, le quinquina en oppose de contraires. Est-ce à dire que, par lui-même, directement et chimiquement, il neutralise les miasmes paludéens? Point du tout. Et d'abord, les miasmes paludéens une fois absorbés et produisant leurs effets, ne sont plus des corps étrangers. Ils vivent dans l'organisme malade; et l'affection palustre, l'accès de fièvre ou toute autre de leur manifestation, n'est même que cette vie accidentelle et anormale. Ensuite, l'organisme renferme éminemment toutes les facultés que va développer en lui le quinquina; seulement il a besoin qu'on les alimente. Sous cette influence appropriée, lui seul tirera ses propriétés de la salutaire écorce; mais non sans les avoir conçues et leur avoir imprimé une activité d'un ordre supérieur; car, pour agir, il faut qu'elles soient vivantes. Alors, ce qui sera héroïque, ce ne sera plus le quinquina pharmaceutique, mais le quinquina vivifié, ou l'organisme fécondé par le quinquina dans sa force de résistance et d'unité vitales.

Existe-t-il un médicament moins spécifique dans le sens empirique du mot ? En est-il un qui agisse plus conformément aux principes du vitalisme hippocratique ? Je ne le crois pas.

Ici encore, ne nous lassons pas de remarquer que la vertu du quinquina, comme celle du mercure, ne va guère plus loin que les lésions sensibles des fonctions spéciales, ou que les symptômes. Il protége la vie contre des violences mortelles ; mais, pas plus que que le mercure, il ne détruit radicalement et dans son impression profonde, l'affection palustre. Quand on a été gravement et intimement atteint par elle, que l'organisme en a été saturé, on s'en souvient toute sa vie. Elle peut s'éveiller à l'occasion de tous les genres de secousses, et retrouver sa perniciosité primitive. Il faut bien se garder de croire, que cette saturation syphilitique ou paludéenne, exige comme remède la saturation mercurielle ou quinique; et qu'on puisse vaincre les unes en leur proportionnant les autres. Sans doute, l'humorisme et la chimiâtrie portent cette conséquence, et chaque jour la pratique en est désolée. Rien de plus absurde en théorie, rien de plus faux en expérience. On bourre de mercure et de quinquina des organismes tellement infectés, réduits par la maladie à une cachexie si profonde, ou si peu disposés à *consentir* aux médicaments (et ces sujets sont communs parmi les personnes dont le système nerveux est habituellement surexcité par les travaux intellectuels et les affections morales), que les médicaments ne rencontrent, ou que des tissus irritables qui exagèrent leur action physiologique, ou qu'une organisation cacochymique, ne recélant presque plus d'éléments sains capables de concevoir l'action thérapeutique. Est-il une preuve plus décisive que le médicament n'agit pas par lui-même? S'il en était ainsi, ne suffirait-il pas de rendre la dose du remède égale ou supérieure à celle du mal pour neutraliser celui-ci? Je vois tous les jours des jeunes filles chlorotiques qu'on gorge de fer d'après ces principes de médecine exacte. Mais les conditions normales de l'organisme par rapport à ce dernier médicament, me forceront à m'en expliquer dans un instant.

Les voilà bien un peu dépouillés de leur souveraineté les deux spécifiques de la matière médicale; car, hélas! elle se refuse à en présenter un troisième, et il se trouve justement que ces deux héros de la pharmacie ne sont, l'un que le plus profond des altérants, l'autre que le plus profond des toniques aux prises avec deux périodes très-passagères de deux maladies fort malignes sans doute, mais qui, à ces phases de leur évolution, sont encore superficielles dans leurs symptômes et très-modifiables comme telles.

Quant à la disposition organique initiale ou à la diathèse qui fait le fond vivant de l'une et de l'autre de ces affections, rien n'est moins prouvé que son extermination par le mercure et le quinquina; ou plutôt, rien n'est mieux prouvé que sa résistance à l'action spécifique de ces médicaments.

Le quinquina, dans les affections palustres, est donc comme le mercure dans la syphilis, comme nous verrons le fer dans la chlorose : il triomphe des manifestations superficielles et très-modifiables de ces maladies, et échoue contre leurs effets profonds.

Comment supposer que si des spécifiques, selon le sens scolastique, étaient possibles, il n'y en eût que deux ? Cela répugne.

Ai-je fait le procès au mercure, au quinquina? Dieu m'en garde, mais à leur fausse renommée. Il y a des remèdes plus ou moins puissants, il n'y a pas de spécifiques ; car seul ou modifié par les médicaments, c'est toujours l'organisme qui guérit.

Le spécificisme absolu en Matière médicale comme en pathologie, est un moyen excellent de pouvoir cultiver la science et de l'enseigner aux autres en restant sceptique soi-même.

N'est il pas bien remarquable que nos deux seules maladies à spécifiques, soient précisément celles qui sont le plus évidemment destinées à disparaître du cadre nosologique, et dont l'homme sera délivré quand il aura la force de le vouloir? Une hygiène chrétienne publique et privée, devrait rendre inutiles nos deux seuls spécifiques. Après eux il n'y en aura plus. Le mercure et le quinquina, dépouillant leurs vertus extra-physiologiques, nous resteront avec leurs propriétés ordinaires ; l'humanité y gagnera et la matière Médicale n'y perdra rien. Tout ce que nos pharmacopées acquièrent en spécifiques, la médecine le perd toujours en lumière et en progrès.

Allons au profond, mais rejetons l'occulte. L'avenir, c'est de reprendre sous ce rapport l'œuvre libérale de Stahl et de Broussais.

Le Fer.

On définit la chlorose par un de ses effets, la diminution des globules sanguins et du fer normal qui est un de leurs éléments. Ne se demandant pas comment ce fer diminue, et prenant le fait de cette diminution pour la maladie elle-même, on ne se demande pas davantage comment il se régénère, et on prend cette régénération pour la guérison. On trouve cela d'autant plus spécieux, que c'est à la matière colorante du sang que le fer paraît concourir ; et que la pâleur des malades étant un des symptômes les plus frappants de la maladie, le retour de leur teint par la médication chalybée, est regardée comme le signe parfait de la guérison et la guérison même. Qu'ont donc à faire ici la vie et le vitalisme?

Le spécifique de la chlorose serait donc d'un autre genre que le mercure et le quinquina. Ceux-ci étaient des spécifiques destructeurs, altérants; le fer sera un spécifique plus généreux, car il reconstitue directement et par lui-même, comme un aliment. Il sera pour la chlorotique, non un spécifique morbicide, mais un spécifique hygiénique. Quoi qu'il en soit, il a ce caractère distinctif des spécifiques, d'agir par soi et sans l'intervention de l'organisme; et il faut avouer, que l'existence du fer normal du sang, sa diminution dans la chlorose, sa réparation par le traitement chalybé, donnent un air de vraisemblance à cette théorie.

Le fer qu'on administre va donc se souder aux molécules ferriques préexistantes, et cette soudure est toute la médication.

On ne s'avise pas de remarquer, que dans bon nombre de cas, une chlorose qui a résisté à l'ingestion de doses énormes de fer bien absorbé, cède tout à coup et comme par enchantement à un voyage ou à une émotion agréable, qui n'ont pas introduit dans l'économie un atome de fer pharmaceutique. Par le fer, la chlorose ne guérit donc pas autrement que seule. Et puis, divers toniques obtiennent ce résultat.

Toutefois, si le fer excite plus spécialement qu'une autre substance la régénération du fer dans le sang, c'est en si petite quantité que ce métal se trouve dans la matière colorante des globules, qu'il est bien évident que l'énormité des doses et la durée trop prolongée de leur emploi, n'a qu'une importance accessoire dans le traitement, et peut, lorsqu'on ne sait pas garder les bornes médicales, avoir plus d'un inconvénient. S'il ne s'agit, pour guérir la chlorose, que de remplacer physiquement du fer par du fer, pourquoi les autres espèces de cachexies qui, anatomiquement, sont, comme les pâles couleurs, caractérisées par la diminution des globules sanguins, n'éprouvent-elles de l'usage du fer aucune amélioration, et loin de là, en sont-elles aggravées? On n'est pas assez frappé de ce fait, que la chlorose est presque la seule espèce d'anémie nosologique dont le fer soit le remède spécial. Les chimistes disent qu'il y a dans le vitellus d'un œuf de poule tout ce qui doit plus tard former le petit poulet. Ainsi, ajoutent-ils, on y découvre *des traces* de fer. Mais ils ne disent pas qu'après l'incubation, au moment où le jeune oiseau va briser sa coque, et avant qu'il ait pu emprunter du fer au monde extérieur, il a du sang, qui analysé, contient une quantité de ce métal beaucoup plus considérable que celle qu'a pu lui fournir le jaune de l'œuf. Je veux croire que les analyses comparatives ont étémal faites; sans quoi, reculant devant l'idée d'une génération des corps simples par l'organisme vivant, il me faudrait conclure, ou que l'œuf absorbe du fer par sa coque avec les éléments respirables que lui fournit l'atmosphère, ou que le fer n'est pas un corps simple.

Quoi qu'il en soit, le fer est encore un spécifique auquel on devra renoncer comme tel. La chlorose se forme sans soustraction directe de fer, sans hémorrhagie; elle se guérit spontanément, sans ingestion de fer pharmaceutique. Donc, lorsqu'elle guérit sous l'impression de ce médicament, c'est que les propriétés hématosiques des vaisseaux ont été excitées par lui à la formation des globules sanguins, comme peuvent l'être l'estomac et les vaisseaux lactés à la formation d'un chyle plus riche. Remarquons-le, en effet : le fer n'agit pas en augmentant immédiatement la quantité des molécules ferriques préexistantes, mais en stimulant la formation de nouveaux globules rouges contenant du fer.

Les propriétés dont il s'agit sont constitutives du sang; elles y préexistent au fer; et sans elles, il n'agirait pas plus que dans un bocal. Je ne nie donc pas qu'il y ait un rapport spécial entre les propriétés du fer et les propriétés hématosiques de l'appareil circulatoire: mais c'est un rapport physiologique. Certainement, le fer excite la formation des globules rouges du sang plus spécialement que la formation de la lymphe ou de la bile ; de même que l'aloës stimule plus spécialement la sécrétion des intestins que celle des reins, et la digitale plutôt celle-ci que la première. Mais en cela, je ne vois rien de spécifique quant à la maladie ; et pourtant, c'est la prétention d'un spécifique.

Le fer joue un rôle dans l'hématose, comme l'oxygène en joue un autre. Sa présence normale et constante dans les globules, est le signe de cette fonction. Elle suppose dans ces corps vivants et dans les vaisseaux où ils se forment, de certaines énergies hématosiques dont ce métal est une condition spéciale d'existence. Ces énergies sont, dans un ordre d'activité supérieure, spontanément représentatives des propriétés chimiques du fer. J'en dirai autant, sous un autre rapport, des composés sodiques si constants dans le sang. Ils y correspondent, comme stimulus chimiques spéciaux, à d'autres propriétés homologues d'un ordre supérieur. Ils ne sont pas la cause efficiente de celles-ci, mais leur cause excitante coordonnée. On peut les regarder comme des sortes de condiments toujours présents, toujours nécessaires à l'accomplissement régulier des générations incessantes qui s'opèrent entre les éléments du sang, ou entre lui et les divers tissus organiques.

Je le répète, les propriétés sanguifiantes du fer sont, dans leur genre, quelque chose d'analogue.

Le fer agit pour reconstituer le sang, non par mixtion, ou juxtaposition, mais par intussusception ou génération. La clinique le prouve, en nous montrant tous les jours, que la diminution du fer n'est pas la cause, mais un des effets de la chlorose ; et que sa réapparition n'est pas la cause, mais un des effets et des signes de la guérison de cette maladie. Pour celui qui saisit bien ce fait, la question est jugée. On voit pourtant des gens qui en conviennent, et qui persistent à qualifier le fer de spécifique de la chlorose. Cela donne, du même coup, une idée de la force du spécifique et des spécificistes. Si la diminution du fer n'est qu'un effet et un signe de la chlorose, comment son augmentation pourrait-elle être la cause de la non-chlorose?

Ce qui est vrai, c'est que l'effet augmente sa propre cause. Il en résulte, que tout ce qui peut agir contre cet effet, a une action, quoique indirecte, sur la cause elle-même. En définitive, je soutiens, que si le fer était le spécifique de la chlorose, la chlorose ne pourrait pas guérir sans le fer. Si elle guérit sans lui; et si, par conséquent, le fer peut se réparer dans le sang sans aucune ingestion de fer pharmaceutique, c'est qu'il y a dans les vaisseaux sanguins et dans le sang, quelque chose de vivant qui, comme tel, représente le fer, l'attire à lui, le fixe et y trouve la condition spéciale de son activité. Cette propriété est affaiblie dans la chlorose; mais elle peut spontanément recouvrer sa vigueur; et un des effets, des conditions et des signes, tout à la fois, de cette restauration, c'est le retour de la proportion normale du fer dans les globules sanguins. Lors donc, qu'au lieu de guérir spontanément, la chlorose guérit sous l'influence du fer, et qu'au fur et à mesure que la chlorotique ingère ce métal, les globules sanguins et le fer qui entre dans leur composition, se régénèrent, c'est par le même mécanisme que lorsqu'ils sont régénérés spontanément et sans le secours du fer pharmaceutique. Pourquoi, à un moment donné, le fer contenu dans les aliments ne suffit-il plus à la chlorotique? Ceux-ci nourrissent-ils aussi par juxtaposition? Ne faut-il pas qu'ils soient assimilés, c'est-à-dire transformés par l'organisme, imprégnés de sa vie et engendrés à elle? Y atteindraient-ils eux-mêmes, quoique ayant déjà tâté de la vie en général, suivant l'expression de Bordeu? Est-ce donc le fer qui rend par lui-même à la jeune fille cette chaleur, cet orgasme vasculaire fécond, cette circulation de vie, de sentiment et de mouvement qui semblent l'élever, en quelques jours, du mode d'existence d'un reptile à celui d'un mammifère, et qui révivifient tous ses appareils suivant l'ordre où ils se sont développés dans l'embryon, et où leurs fonctions s'enchaînent dans l'animal émancipé?

Que viens-je de dérouler? les propriétés du fer ou celles de l'organisme chlorotique? Ni les unes ni les autres; mais une véritable génération s'opérant au milieu du mouvement perpétuel du sang sur tous les points d'un réseau immense, présent partout comme doit l'être la matrice de l'hématose; car cette fonction est universelle dans l'appareil circulatoire; et là où il y a un vaisseau, là, sur tous les points de ce vaisseau, du sang se forme, ou s'accomplit un acte de sa formation. Qui a assisté une seule fois, en physiologiste, à ce spectacle de la chlorotique guérissant, et l'a vu se métamorphoser et renaître sous l'influence du fer, celui-là peut-il nier que la marche de cette cure ne soit une véritable évolution organique? Cette animation reciproque du fer par le sang et du sang par le fer, c'est la médication chalybée. Il y a conception d'une propriété du fer par le sang. Cela suppose dans ce liquide organisé, des énergies vitales qui sont au fer brut ce que les phosphènes sont à la lumière, énergies qui languissent dans la chlorose et que le fer avive.

Le sang d'une chlorotique est du sang moins ces propriétés vitales. Après sa guérison par le fer, c'est du sang qui les a recouvrées sous l'impression de ce métal. Quelquefois, elles se restaurent sans lui; et cela prouve qu'elles ne sont pas de même ordre; qu'elles ont leur spontanéité; qu'elles ne trouvent en lui qu'un stimulant spécial.

Ce que j'ai décrit tout à l'heure dans la chlorotique guérissant, c'est, je le répète, cette génération. Toutefois, aussi générale et aussi multipliée que l'hématose, elle diffère pourtant de celle qui se fait incessamment sous l'influence de la nutrition réparatrice, si heureusement qualifiée par Bacon de génération élémentaire, *motus generationis simplex*; et voici en quoi cette différence consiste : L'acte générateur élémentaire de la nutrition, ayant pour semences des principes organiques, reforme pleinement la substance même du corps, et se confond avec la vie végétative elle-même; tandis que l'acte générateur de la médication chalybée, n'offrant au sang qu'un stimulus inorganique, n'a pour effet que d'éveiller en lui l'excitabilité et certaines forces qui sont à ce liquide vivant ce que la substance nerveuse est à tout le système. Ce qui manque primitivement au sang de la chlorotique, c'est en effet bien plus la vie que la quantité. Il n'en est pas ainsi dans la phthisie et les cachexies des maladies organiques. L'anémie porte primitivement sur la vie végétative du sang. Aussi, le fer n'y remplit-il que des indications secondaires, quand il n'y est pas nuisible.

L'action prétendue spécifique du fer dans la chlorose, nous ramène donc visiblement à l'esprit de la doctrine dont je m'efforce de préciser les principes. Le fer, comme tout médicament, n'agit que médiatement. L'action immédiate et réelle, l'action efficiente, se fait par le médicament vivifié : c'est la médication, ou ce qui est la même chose, l'organisme physiologiquement imprégné par le médicament. Voilà ce que le médecin veut obtenir, et voilà ce qui est la guérison ; à la condition, toutefois, qu'après avoir consenti comme sain, c'est-à-dire à l'action physiologique, l'organisme consente comme malade, c'est-à-dire à l'action thérapeutique. Eh bien! ce qui enlève au fer, dans la chlorose, son dernier titre à la vertu spécifique, c'est qu'une fois que l'organisme a ressenti l'action physiologique du fer, une fois que la médication chalybée est opérée, tout est fini : l'action curative est obtenue, et l'organisme n'a peut-être plus à consentir comme malade. Pourquoi cette exception? Parce que la chlorose franche, c'est-à-dire, exempte de toute association pathologique, est moins une véritable maladie qu'une imperfection d'évolution organique. Les vieux nosologistes la rangeaient parmi *les débilités.*

L'appareil génital a sur les fonctions digestives et hématosiques de la femme une puissante et toute spéciale influence. Lorsqu'à l'époque de la puberté, la vie de l'appareil de la reproduction de l'espèce reste concentrée en lui, et n'étend pas son influence sur la vie de conservation individuelle, celle-ci tombe dans une langueur et une inertie toute particulière qui sont une des mille faces de l'hystéricisme. Les digestions se dépravent, l'hématose s'arrête et rétrocède; ses organes immédiats, le cœur et les vaisseaux, se prennent d'un éréthisme violent et s'agitent spasmodiquement comme tout organe dans l'inanition; les fonctions qui ont des rapports plus immédiats avec l'intelligence et la volonté, sont un mélange bizarre de torpeur et d'irritabilité, etc., etc. : voilà la chlorose. Il n'y a pas là maladie dans le sens ordinairement attaché à ce mot par les nosologistes; c'est-à-dire, qu'il n'y a pas un vice morbide déterminé, une sorte de parasite plus ou moins nettement individualisé dans l'économie; et la preuve, c'est que la femme la plus saine, peut contracter cet état morbide sous l'influence d'une perte de sang, d'une cause de simple affaiblissement du système utérin, d'une perturbation accidentelle de la menstruation. C'est un défaut d'équilibre entre les deux systèmes dont l'harmonie parfaite constitue la force et la santé de la femme.

Je parle ici des franches chlorotiques, de ces filles quelquefois très-belles, généralement brunes, *chlorosis fortiorum*, chez qui la chlorose pure et absolue n'a pourtant altéré ni la richesse des formes ni la rénitence des tissus. Ces cas sont le triomphe du fer, parce que la chlorose est pure de toute association avec quelque diathèse, la tuberculeuse, par exemple, et toutes ses formes résultant elles-mêmes d'autres combinaisons nosologiques. Dans ces cas de chlorose franche, une fois que la médication chalybée est produite, la guérison, autant qu'elle peut être obtenue par le fer, est opérée aussi, car c'est le même fait. L'harmonie des deux vies pourra être troublée encore, et la chlorose récidiver ; mais on voit la cure se maintenir; et quoique le premier cas soit plus commun, le second n'est pourtant pas très-rare. Voilà à quelle condition le fer est le spécifique de la chlorose : c'est qu'elle soit pure, franche, c'est-à-dire, aussi peu semblable que possible aux maladies qui s'honorent des spécifiques. Pour peu que le fer ne rencontre pas de ces beaux types, son action est incertaine, imparfaite, s'use promptement, suscite des accidents et des intolérances, n'agit pas plus qu'un corps inerte, ou agit comme une substance fortement irritante. La fausse chlorose, la chlorose symptomatique est alors ou une véritable maladie, ou associée à une maladie proprement dite; et dès ce moment, elle n'a plus de spécifique : preuve excellente qu'elle n'en a jamais eu, et que le fer pharmaceutique ne joue dans son traitement le plus victorieux que le rôle d'une condition hygiénique. Il est, je l'ai déjà laissé entendre, une sorte de condiment physiologique qu'il est bon d'offrir à l'économie lorsqu'elle est impuissante à s'assimiler les aliments, et à ressentir le stimulus des substances non alibiles que la nature leur a associées pour en favoriser l'action et leur être comme un assaisonnement. Mais si comme tel, le condiment agit autrement que l'aliment, il n'échappe pas aux lois générales de la vie.

De même que les aliments non assimilés sont pour l'organisme des corps étrangers, et que cette assimilation est la nutrition même ; ainsi le fer, (et je pourrais dire la soude, etc., le soufre, le phosphore, relativement à d'autres fonctions), substance non alibile, mais cause excitante de la sanguification, serait dans l'économie une substance nuisible, éliminée comme telle et y déterminant une maladie factice, si l'organisme ne renfermait dans un ordre d'activité supérieure des propriétés homologues à cette substance, propriétés qui, révivifiées par son impression, constituent la médication chalybée, quand l'organisme consent à l'action physiologique du fer, et la guérison de la chlorose, quand l'organisme malade consent à l'action thérapeutique de ce médicament.

Cette distinction est de la plus haute importance ; et je le prouve par la différence qui sépare la guérison d'une chlorose de celle d'une anémie simple ou physiologique, suite d'hémorrhagie. A la cure de celle-ci, des aliments réparateurs, des viandes, contenant du fer sans doute, suffisent. L'action thérapeutique se confond avec l'action physiologique, et rarement le fer pharmaceutique est nécessaire. Dans la chlorose, il n'en est plus ainsi : le fer pharmaceutique est souvent indispensable. Que peut-on dire de plus contre la spécificité de ce médicament?

Les Alkalins. — Résumé.

Il ne manque pas d'observateurs qui croient que dans une dyspepsie amendée par l'eau de Vichy, c'est le bicarbonate de soude qui digère. A ce compte, ce serait aussi le quinquina, moyen de conservation des aliments dans un vase inerte, qui digérerait, c'est-à-dire qui favoriserait la transmutation des aliments, lorsqu'il réussit dans cette même dyspepsie. Voilà le chimiâtre. A côté, voici le vitaliste amateur, qui se croit de Cos parce qu'il a fréquenté Montpellier (1). On le rencontre aussi à Vichy. Il proclame que l'action de ces eaux, dans la dyspepsie, n'est qu'un excitant comme tout autre ; qu'elles agissent sur une force vitale vague et indéterminée comme un *pneuma* quelconque propre à tout, et qu'elles le stimulent de la manière que pourraient faire le quinquina, la camomille, la menthe, le thé, le café, le poivre, l'ammoniaque, autre alcali, l'eau de Seltz qui est un acide, l'eau-de-vie qui n'est ni l'un ni l'autre.

Aussi éloigné du chimiâtre que de l'animiste, le vrai vitaliste se place entre les deux sans éclectisme, et les domine. Il ne veut pas que l'eau de Vichy digère sans l'estomac, ni l'estomac du dyspeptique sans l'eau de Vichy, ou avec elle comme avec tout autre stimulant.

L'eau de Vichy jouit sans doute de cette qualité, et elle l'exerce quelquefois si bien, qu'il en résulte une stimulation de la sensibilité générale de l'estomac ou une gastralgie proprement dite, par laquelle les propriétés particulières de cette eau sont empêchées ou perverties. Celles-ci s'adressent à la dyspepsie, c'est-à-dire à la débilité et la déviation de la sensibilité spéciale ou pepsique. Il y a dans ce sens important, et dans le ferment merveilleux qu'il sécrète et em-

(1) *Olim Coüs, nunc Monspeliensis Hippocrates.* (Devise placée au bas du buste d'Hippocrate dans une des salles de la Faculté de Montpellier.)

ploie, des énergies chimiques d'un ordre supérieur, menstrues et alcalis vivants, dont les alcalis souvent, et les acides quelquefois, sont une parfaite condition d'activité et de régularité. Dans l'état normal, le chlorure de sodium joue ce rôle. Entre ces énergies, et la soude, la chaux, la magnésie, il y a un hiatus infranchissable, et pourtant, des convenances préétablies, comme entre l'oxyde de fer et certaines propriétés du sang. Dirons-nous que les alcalis sont les spécifiques du sens digestif et de son ferment? J'y consens maintenant.

J'ai dû multiplier les exemples et développer chacun d'eux en raison de sa gravité. En courant sur les plus spécieux, le mercure, le quinquina, le fer, demi-dieux de la Matière médicale, placés au-dessus des lois communes, j'ai voulu prendre le taureau par les cornes. Si peu que j'aie montré comment on peut le saisir, il sera bientôt désarmé de sa plus grande force, et ses autres résistances céderont d'elles-mêmes.

Revenons au but : le chemin ne doit pas nous le cacher. J'espère que chaque pas en a rapproché le lecteur, et qu'il l'aperçoit plus distinctement qu'au point de départ, quand je le signalais. Pour moi, dans tout le cours de cette démonstration, j'ai tenu mes yeux constamment fixés sur la grande lumière répandue dans l'œuvre d'Hippocrate. Elle y circule partout, en effet, et éclaire chaque détail d'un jour si naturel et si vrai, qu'elle ne fait que révéler à chacun ce qu'il croit avoir toujours pensé : c'est la médecine du sens commun. Indiquée en principe dans un seul des ouvrages de la collection, elle a besoin que de cette évidence du sens commun où l'a posée à la naissance de l'art, le mâle et simple génie du père de la médecine, on l'élève à l'évidence scientifique. C'est un germe ; il est là : il faut l'en extraire et le développer. Tout ce que je viens de dire sur l'action des médicaments en général, et de quelques-uns en particulier, ce germe le contient ; et chacun de ces détails, à son tour l'enveloppe. Cette égalité et cette génération réciproquement infinies du particulier et du général, du fait et du principe, constituent la véritable généralisation. Rien ne ressemble moins à l'addition Baconienne des faits particuliers, bonne pour en donner le total, incapable d'en manifester le principe.

Rapports de la chimie avec la physiologie et la médecine. — Son rôle dans la Matière médicale et la Thérapeutique.

Un des fruits les plus immédiats de cette grande idée, serait de créer la chimie organique, qui n'existe pas encore scientifiquement ; de l'associer intimement à la physiologie comme une condition indispensable de cette science, et de l'en séparer du même coup par l'infini, comme le sont les faits de leurs domaines respectifs. Ici, le champ s'agrandit, et je ne peux plus rentrer dans mes principes de Matière médicale et de Thérapeutique, sans préalablement éclairer la question des rapports des faits chimiques avec les formations organiques, et par conséquent les rapports de la chimie avec la physiologie et la médecine.

La chimie devrait bien comprendre qu'en changeant de nom et d'objet, elle ne recule pas plus ses limites qu'elle ne change de nature. Elle a beau s'appeler organique, elle reste chimie, et ne devient pas la chose à laquelle elle s'applique.

Pourtant, les forces de la chimie générale sont, dans la nature, les conditions d'exercice et les causes stimulantes des combinaisons organiques qui constituent la vie générale des animaux ; et ainsi, dans l'étude de ces générations supérieures, ou formations de corps d'un autre règne, la connaissance de la chimie est une lumière, un réactif, un moyen d'investigation dont le physiologiste ne doit pas et ne peut plus désormais se passer. Qu'importe que ces deux ordres d'actions moléculaires soient séparés par l'infini ; et que de lui-même, l'ordre inférieur ne puisse jamais franchir l'abîme qui le sépare du supérieur. Il suffit qu'ils se superposent et s'harmonient, pour que la science doive les réunir comme fait la nature. La difficulté est d'y atteindre sans les confondre. Il y a là un danger non moins grand que celui de la séparation prêchée par les demi-vitalistes, Cet écueil a donné le vertige à tous les chimistes. L'existence de conditions chimiques nécessaires à l'accomplissement des fonctions vitales végétatives, l'abstraction qu'on est trop porté à en faire, sont une cause de faciles illusions. On se persuade que ce qui, dans la matière organisée vivante, est représentatif des propriétés des corps inorganiques, n'en est que la continuation et le développement pur et simple. On confond le miroir avec l'objet réfléchi ; et on ne voit plus alors que des actions chimiques plus complexes, mais de même ordre. Refusant d'admettre une matière organique primitive, aux propriétés de laquelle est impuissante à s'élever, par elle-même, la matière inorganique, on est obligé de faire intervenir une force qui, n'étant ni spirituelle, ni corporelle, ni raison, ni matière, n'est par conséquent qu'un mot.

M. Liébig, de la patrie de Stahl, mais stahlien retourné, en est là. *La force vitale*, nous dit-il, diffère de la force chimique brute. Ce mot crée des merveilles; il comble l'infini. M. Liébig le campe au milieu des éléments inorganiques, et il y opère aussitôt des combinaisons magiques : respire, digère, sécrète, a des instincts, des représentations, une sorte de logique organique et intracérébrale, une mémoire sensible, des passions, des maladies; et déroule sur cette scène vivante, qu'il s'est créée lui-même, et qu'il se conserve par une génération continuée, toute la mimique d'une intelligence et d'une volonté. Mais voyez l'inconséquence d'un animiste malgré lui, et les contradictions fatales de ceux qui proclament l'activité de la matière, sans avoir saisi toute la profondeur de ce principe destiné, quand il sera compris, à réformer les sciences physiques. Quel est, suivant M. Liébig et les chimistes à sa suite, le rôle de la force vitale? C'est comme pour Stahl, un lutin qui s'oppose dans l'économie à *l'entier accomplissement des phénomènes de la chimie brute.* Peut-on dire plus lestement que les phénomènes intimes de la vie ne sont pas des actions chimiques? Sans cette force, obstacle constant à la consommation des formations inorganiques, celles-ci n'étant plus incessamment détournées de leur direction naturelle, s'opéreraient comme hors de l'organisme :

ce serait la mort. Aussi le caractère des actions vitales est, suivant ces messieurs, une perpétuelle instabilité, une génération continuelle. Les produits y sont toujours à l'état naissant, c'est-à-dire que, chimiquement parlant, ils ne sont jamais produits. Cette *instabilité*, rapprochée de la stabilité des corps inorganiques; cet acte chimique toujours contrarié, jamais en repos, toujours commencé, jamais fini, ne paraît aux yeux des chimistes que du plus ou du moins ; et quand ils disent que la chimie vivante est supérieure à la leur, ils entendent tout simplement qu'elle est plus énergique; et ces oppositions, ils les font couler d'un seul principe; car, que m'importe leur mot de force vitale? Dire, avec M. Liébig, que la vie, la fermentation, ne viennent que de la complexité des atomes organiques, c'est prendre un fait ou un caractère, pour une cause ou pour un principe. Ajouter, que « la force vitale est une force de résistance que l'organisme possède passagèrement en qualité de support et d'intermédiaire des manifestations vitales, » c'est l'animisme le moins déguisé, et la preuve, que quoiqu'on veuille distinguer radicalement deux ordres de faits, au fond, on les identifie ; les intentions justes étant dupes des principes faux, et la science se faisant non avec des intentions, mais avec des principes.

La vérité est, que toute fonction de la vie végétative, génération, nutrition, digestion, respiration, sécrétions, etc..., suppose une chimie inorganique, préexistante et conditionnelle, sans laquelle on ne conçoit pas plus qu'elles puissent s'exercer que la vision sans les lois de l'optique, que la circulation du sang sans les lois de l'hydraulique. La chimie est condition de la nutrition, l'hydraulique, de la circulation, l'optique de la vision. Voilà ce qui trompe ; mais jamais la vision ne se réduit à un pur fait d'optique, la circulation à un fait d'hydraulique, la nutrition, la digestion à un fait chimique. On dirait toujours qu'ils vont le faire, et ils ne le font jamais... Qui ne reconnaît ici le pendant de l'impossibilité où sont les affinités nutritives de se réaliser et de devenir chimiques?

Il y a, pour favoriser la circulation du sang, des conditions d'hydraulique. Ici, c'est une diminution ou une augmentation de la capacité des vaisseaux par rapport à la masse du liquide; là, des valvules en raison de son cours dans une direction opposée à celle de l'attraction terrestre; plus loin, des courbures ou des lignes droites, des éperons, des frottements plus ou moins multipliés, des mollesses, des élasticités, des résistances, combinées dans des proportions infinies, des effets de vide, des pressions extérieures, etc... Tout cela favorise la circulation, mais ne l'opère pas.

Pourtant, on pourrait croire que ce tout est formé de phénomènes purement mécaniques d'un côté, et de purs phénomènes vitaux de l'autre. Non, il est indivisible : les deux ordres de phénomènes sont fondus dans l'unité de l'animal. La vie organique suppose et enveloppe en effet, les lois générales des corps inertes, la physique et la chimie, et les surpasse. Je n'ai pas assez d'imagination pour concevoir la vie suspendue dans une sphère indépendante de la sphère physique ; les animistes seuls peuvent la rêver sans les propriétés générales de la matière, et hors d'une substance étendue, mobile, impénétrable, divisible, colorable, etc...; mais aussi, eux seuls sont capables de donner à cette chimère des phénomènes mécaniques et chimiques à diriger dans une autre substance que la sienne. Lors donc, qu'on dit, que la force vitale domine dans l'économie des phénomènes physico-chimiques et les empêche constamment de s'accomplir, on fait de l'animisme. On ne remarque pas, par exemple, que les conditions d'hydraulique que je viens de signaler dans la circulation du sang, font partie indivisible de l'appareil circulatoire, ne lui sont ni antérieures ni postérieures, mais avec lui une seule et même chose. Les lois qui président à ces prétendus phénomènes d'hydrostatique, *sont celles mêmes d'après lesquelles se sont formés les appareils qui les exécutent*; c'est-à-dire, que considérée sous son véritable point de vue et comme on le fera quand la physiologie sera fondée, la circulation du sang s'opère selon un ordre et des rapports qui ne sont que la continuation de l'ordre et des rapports suivis par la force vitale dans l'évolution de l'appareil circulatoire et des actes contemporains de cette formation chez l'embryon. Et maintenant, je demande si ces organes se sont formés mécaniquement... Mesurez un peu sur cette idée naturelle comme la vie, nos théories de la circulation aussi incompréhensibles pour la pensée humaine que peu flatteuses pour l'intelligence divine!... Cela tranche donc la difficulté, et montre, qu'il n'y a pas dans l'organisme deux ordres de faits juxtaposés, l'un dominé et subordonné par l'autre comme un instrument par celui qui s'en sert; mais un seul fait, un fait physiologique entretenant des rapports constants et nécessaires avec les faits physico-chimiques du monde extérieur, *et devant, dès lors, supposer et représenter dans ses lois propres, les propriétés générales de ces faits.* Comment, sans cela, pourrait s'établir entre ces deux ordres de faits la moindre relation?

J'ai insisté, non sans raison, sur cet exemple. Il est très-propre à soulager l'esprit dans l'intelligence des rapports qui existent entre les formations organiques qui constituent essentiellement la vie végétative, et les combinaisons en apparence inorganiques qui s'y passent comme manifestation et condition de cette vie. Je veux insister encore, parce qu'il faut comprendre ces rapports ou se résigner à ne rien entendre à une médication et à une action thérapeutique.

Ce qu'on a vu être à la circulation du sang, les conditions mécaniques nombreuses et admirablement coordonnées que j'y reconnaissais tout à l'heure, les combinaisons en apparence inorganiques qui se passent dans nos liquides et nos tissus vivants, le sont à la nutrition et à toutes les fonctions végétatives. Elles forment dans l'économie le côté extérieur de ces fonctions. C'est donc exactement le même rapport général. Il n'y a pas deux ordres de faits, deux ordres de lois dans ces fonctions. Ces faits de chimie brute ne sont tels qu'en apparence. Ils ne deviennent effectifs que pour ceux qui, par une abstraction réalisée, source de toutes nos erreurs, les séparent de l'ensemble des fonctions dont ils dépendent, et du principe de ces fonctions. C'est ainsi qu'on voit presque tous nos vivisecteurs, changer en appareil hydraulique, une portion de l'appareil circulatoire, par exemple, et conclure que la circulation du sang est un fait de mécanique. Ce sophisme hallérien est universel; c'est le ver rongeur de la physiologie expérimentale. Les muscles sont, dit-on, des puissances mécaniques, et on leur en applique les lois. Mais leur principe d'action est-il mécanique? Voilà toute la question. La nutrition est un fait chimique. Mais son principe d'action est-il chimique? S'il ne l'est pas, il y a absurdité palpable à vouloir que ses phénomènes le soient. Ils ne peuvent l'être, en effet, qu'aux yeux de l'animisme; mais ils le sont logiquement dans ce système.

Tout fait organique, vital à son origine, dans son milieu, jusqu'à sa fin, aboutit ou conclut pourtant à un phénomène extérieur ou à un effet, qui destiné à se mettre en rapport avec un fait physique ou chimique du monde ambiant, offre et doit offrir les caractères propres aux faits de cet ordre. Ce rapport est d'une simplicité divine; et le savant s'alambique l'esprit pour en trouver un plus beau.

Le principe de la chaleur animale n'a rien de physique. On ne conçoit pas qu'un homme ait pris la peine d'en étudier les lois dans la santé et les maladies pendant une heure, et qu'il l'attribue à des causes physiques ou chimiques. Pourtant, à la faveur des conditions physiques générales que suppose l'organisme vivant, ce principe non physique conclut à une émission de calorique qui agit sur le thermomètre comme la chaleur physique. La contraction musculaire n'a pas pour principe l'électricité, quoiqu'elle ait dans ce fluide un stimulant spécial. Cependant, il paraît certain que cette contraction imprime des déviations à l'aiguille aimantée. On galvanise des muscles paralysés par le plomb ; ils ont perdu l'irritabilité électrique. Plus tard ils recouvrent le mouvement, soit spontanément, soit peut-être, qui sait? sous l'influence de la galvanisation appliquée un mois auparavant. C'est une impression, laquelle sans doute n'a rien de mécanique, qui commence un mouvement musculaire et le continue; et à la faveur des conditions générales de mécanique que suppose la structure du membre, ce fait essentiellement vital, conclut à un effet non moins vital, qui appliqué à un corps inerte, devient cause d'une action mécanique : ainsi le cheval qui meut une machine, etc. Un morceau de glace déposé sur un point de la peau produit immédiatement et par sympathie, une sensation de froid dans le dos et dans d'autres points très-éloignés. Il n'y a rien là de physique. Mais si l'impression se prolonge, elle aura pour effet une réfrigération du corps, sensible au toucher d'autrui, sensible même au thermomètre.

Enfin, un acte de la vie végétative, respiration, sécrétions, etc..., commence par un fait de conception et de génération, avec lequel n'a rien de commun la nature du phénomène chimique : et pourtant, il conclut à des produits, à des éliminations inorganiques qui rentrent dans le domaine de la chimie générale.

L'albumine, principe immédiat le plus complexe de l'économie, est à la tête des éléments de la chimie organique comme de la nutrition ; aussi est-elle inimitable. L'allantoïne, l'urée surtout, sont à l'autre extrémité de l'échelle de ces principes. Côté extérieur de la nutrition, elles vont être éliminées et touchent au monde chimique : aussi la chimie les imite-t-elle. Il ne suffit donc pas de signaler dans l'économie des séries de réactions chimiques, pour prouver que la vie végétative relève des lois de la chimie. Il faut démontrer que ces réactions sont la vie végétative même, et peuvent s'en rendre indépendantes. Eh bien ! non, et loin de là : elles n'en sont que les produits, que le *caput mortuum*, lesquels réagissent sur leur principe et favorisent son activité, mais restent soumis à ses lois jusqu'au moment de leur élimination inclusivement.

De deux choses l'une : ou les réactions chimiques qui s'opèrent dans l'économie sont la vie même, comme le veulent les chimiâtres ; ou elles lui sont subordonnés et appartiennent à une autre substance, c'est-à-dire qu'elles sont de purs phénomènes chimiques dirigés par un autre principe, comme l'entendent ou le sous-entendent les animistes. Dans le premier cas, il appartient à la chimie de nous faire l'histoire des causes, des symptômes, de la nature, du pronostic et du traitement de l'épilepsie ou de la fièvre typhoïde, de la manie, de l'hystérie, du cancer et de la fièvre jaune ; de nous donner la formule de la génération, des instincts, des affections, de l'imagination, des âges, etc., en un mot de l'existence entière de l'homme physique. Dans le second cas, on s'étonne que les réactions chimiques absolues, les précipités, les saturations, les déflagrations, les combustions, etc., qui se passent au sein de l'économie, ne détruisent pas la partie vivante ou le principe vital, le nerf de cette économie; à moins qu'il ne soit immatériel. Mais j'oublie que les chimistes déclarent eux-mêmes, que, dans l'économie vivante, les phénomènes chimiques, toujours en voie de s'accomplir, ne s'accomplissent jamais...

La chimie organique a pour objet de nous faire connaître les éléments chimiques, organiques et inorganiques qui entrent dans la composition des substances alibiles et respiratoires que nous ingérons; ceux dont l'organisme est formé dans un moment donné, ceux qui forment nos diverses matièresexcrétées, de comparer leur poids et leur nature. Cela exclut-il qu'elle s'occupe de ce qui se passe entre ces trois termes? Non certes, pourvu qu'elle le fasse dans l'esprit de la chimie. On connaît le mot de Stahl : *Usus chemiæ in medicinâ ferè nullus.* C'est trop ou trop peu : c'est trop, si elle prétend expliquer les faits par leurs causes efficientes et se substituer à la physiologie; c'est trop peu, si elle se limite à vouloir éclairer la physiologie des faits par l'analyse de leurs conditions extérieures ou causes excitantes. Je vais plus loin : comme telle, elle est aujourd'hui trop négligée, et on ne saurait l'exalter assez. A elle de nous montrer, entre mille exemples, comment des éléments inorganiques et incombustibles sont nécessaires à l'accomplissement de la digestion, de la respiration, des sécrétions, de la nutrition; et comment ces corps simples, ces oxydes, ces sels contenus dans l'air respirable et les aliments, sont retrouvés dans les cendres des excrétions rénales, intestinales, cutanées, pulmonaires. Il y a là des réactions chimiques du plus haut intérêt, pleines d'avenir.

Pour le chimiste, la respiration est une absorption d'oxygène, éliminé sous forme d'eau et d'acide carbonique ; pour la physiologie, c'est encore cela, plus autre chose. Que d'opérations dans le monde organique et inorganique où les mêmes échanges ont lieu et qui ne sont pas la respiration ! On a donné les conditions chimiques de la fonction, et on croit l'avoir expliquée. Mais l'organisme y met quelque chose que la chimie veut en vain contrefaire; qui est le principe même de la respiration et toute la respiration. Le poumon est un sens comme l'œil. Les conditions optiques de la vision peuvent être parfaites, et celle-ci nulle ; les conditions de la respiration entières, sans respiration. Le suc gastrique est acide, mais il n'est pas un acide dans le sens chimique. L'acide chlorhydrique y est à dose minime comme condition chimique d'action, non comme agent digestif immédiat. Le sang est alcalin, mais il n'est pas un alcali. Les alcalis y sont comme condition des sécrétions, de la calorification, de la respiration, de la vie même du sang qui n'est pas en eux, mais s'exerce par leur intervention ; propriété dont on s'est prévalu contre toute raison pour les considérer comme de même ordre que ces réactifs, les isoler de leur principe, et restaurer indirectement l'animisme.

J'entends faire tous les jours, dans des ouvrages très-savants, une distinction qui a beaucoup de succès. On convient que l'organisme a des propriétés *primordiales* incomparables ; mais on veut qu'elles appartiennent à ce qu'on appelle la vie animale, aux systèmes nerveux et musculaire ; tandis que les actes de la vie organique, seraient *essentiellement* physiques et surtout chimiques. Un appareil nerveux plongé dans un composé chimique, engendré de cette masse, tirant d'elle des effets supérieurs à sa cause formatrice, et dirigeant des propriétés dont il est le produit : voilà à peu près le sphinx à qui on donne la médecine à dévorer dans nos écoles.

Nos fonctions organiques ou végétatives sont aussi animales que celles que Bichat a eu le tort de qualifier exclusivement de ce nom. Tout s'y fait par impression et conception, comme dans un centre nerveux. Le sang, la lymphe n'échappent pas à ce principe. C'est de cet acte primordial que partent tous les mouvements générateurs prodigieusement divers, multipliés à l'infini qui constituent la nutrition, les sécrétions et toutes les formations organiques. Celles-ci aboutissent à des produits susceptibles de présenter des réactions chimiques dont, suivant les chimistes eux-mêmes, la nature est d'être toujours contrariée, toujours instables, et *jamais chimiques*, tant qu'elles sont entraînées dans le tourbillon de la vie. Elles en sont constamment empêchées par une *force vitale*, *qui*, suivant Liebig, *est une force motrice capable de communiquer un mouvement aux atomes en repos, et de jouer le rôle d'obstacle à l'égard d'autres forces motrices, à savoir :* LA FORCE CHIMIQUE, *la chaleur et la force électrique.* Encore un coup, que de puissance dans un mot ! et comment concilier un arrêt si formel contre la chimiâtrie, avec des prétentions de Sylvius sur la médecine ?

Heureusement, la faiblesse de la pensée n'empêche pas d'être un homme spécial très-distingué, et de rendre à la science, comme tel, beaucoup de services. Excepté en Paracelse, Van Helmont, Stahl, la chimie a toujours eu la prétention d'accaparer la nature. Muette sur toutes les questions essentiellement physiologiques, elle veut toujours avoir la parole. Elle trouve dans la graine ou dans l'œuf les éléments principaux dont seront formés plus tard les tissus de la plante et de l'oiseau ; et la voilà qui veut régenter la physiologie. Elle retrouve dans nos excrétions les médicaments ingérés, explique quelques colorations, indique des conditions d'incompatibilité, de solubilité et d'absorption, éclaire la pharmacologie, etc. ; et aussitôt, il faut que la thérapeutique s'inspire d'elle. Mais qui a mis dans l'œuf ou la graine tous ces corps simples, et comment s'y trouvent-ils? Ils y sont par nature et non par accident. Ils y vivent avec le germe et l'œuf, comme plus tard avec la plante et l'oiseau. On commence par nier l'existence primitive des espèces et par supposer la matière éternelle. Alors, on imagine que tout dans la nature se fait par déplacement, et qu'il n'y a qu'une circulation mécanique de matière de l'atmosphère aux végétaux, de ceux-ci aux animaux ; et que simples appareils de réduction chimique, les animaux restituent à l'atmosphère ce qu'ils tiennent des végétaux qui l'y repuisent, etc. La génération n'est nulle part dans ce système, et elle est partout dans la nature. Tout le monde sait par cœur ce splendide roman renouvelé des Grecs quant aux principes, car Anaxagore l'imagina avec d'autres éléments bien avant l'ère scientifique de la Grèce.

D'un côté, quelle opulence dans les faits! De l'autre, quelle misère dans la doctrine!

Concluons. Les réactions chimiques qui se passent dans les fonctions végétatives font partie essentielle de ces fonctions; elles en sont le côté extérieur, celui par lequel l'organisme se met en rapport avec les influences physiques et chimiques du milieu ambiant. Considérées abstractivement, isolées artificiellement de l'organisme par le chimiste, comme on a toujours la faiblesse de le faire, elles semblent pouvoir être assimilées à des opérations chimiques; mais vues en place et dans leurs indissolubles rapports avec l'unité organique, elles constituent simplement les manifestations de la vie et en subissent les lois. Comme telles, elles appartiennent au physiologiste qui ne doit jamais les séparer de leur principe. S'il est permis au chimiste de les en séparer, ce n'est qu'à titre de moyen d'investigation. En médecine, elles constituent, non des affections morbides, mais les signes de ces affections, et forment la matière non de la pathologie, mais de la séméiotique. Enfin, elles ne sont pour le médecin comme pour le physiologiste, que des caractères extérieurs susceptibles d'être appréciés par les réactifs que fournissent la physique et la chimie : propriété dont on s'est prévalu contre toute raison pour les considérer comme de même ordre que ces réactifs, les isoler de leur principe qui en est inséparable, et restaurer indirectement l'animisme.

On voit qu'entre la chimiâtrie et l'animisme, il y

a place pour un vitalisme large et positif qui appelle toutes les sciences au secours de la physiologie, et leur demande tout, excepté ses propres fondements. Que la physique, que la chimie surtout, entre donc comme une médiatrice désormais indispensable dans la Matière médicale et la Thérapeutique ; qu'elle lui donne ses résultats sur les propriétés chimiques des médicaments, sur les réactions nouvelles qui se sont opérées au sein de l'économie sous leur influence, sur les modifications survenues dans les excrétions depuis leur emploi ; mais qu'elle les lui donne sans préoccupation systématique et sans ambition. Elle aura à nous dire ce qui se passe chimiquement dans une fièvre avant et après le quinquina ; dans une syphilis avant, pendant et après le mercure, etc., etc. ; mais la théorie de ces maladies et de ces médications, restera, quoique éclairée, tout entière à faire.

Si j'avais charge d'enseigner la Matière médicale et la Thérapeutique, je mettrais mon honneur à détrôner la chimiâtrie, et à fonder sur les principes que je viens d'indiquer, l'alliance féconde de la chimie et de la médecine. Je suis convaincu que la chimie moderne forge, par son usurpation même, des armes pour atteindre ce double but et relever la physiologie qu'elle aplatit aujourd'hui. Je voudrais avoir le temps d'en donner les preuves, et de montrer la chimiâtrie battue coup sur coup par la physiologie expérimentale, entre les mains de M. Bernard, par exemple, sur le terrain où elle-même a placé les questions. Mais pour ruiner le chimisme, il faut connaître la chimie ; car elle ne règne dans les théories médicales que par l'ignorance des médecins. Il y a des chimistes d'un côté, des médecins de l'autre. Le chimiste ne sait pas un mot de médecine ; le médecin guère plus de chimie. Des deux sciences, incomplètes, fausses, systématiques toutes deux par leur isolement, quelle est celle qui dominera l'autre et se l'assimilera ? La plus facile.

Continuation du même sujet. — Conséquences et applications thérapeutiques. — Les éléments des maladies différents de ceux des composés chimiques. — Vices et insuffisance des nosologies et de la vieille Matière médicale.

C'est une impression qui, dans l'organisme, est l'acte initial et le principe de toutes les actions moléculaires, même de celles dont la chimie revendique la théorie. C'est par là que je veux rentrer dans la Matière médicale et la Thérapeutique.

Au moment de la conception, c'est sous l'influence de l'impression séminale que sont entrés dans une série toujours active de réactions chimiques d'un ordre supérieur, tous les éléments inorganiques, soude, potasse, chaux, soufre, fer, phosphore, silice, etc., qu'on nous a montrés dans la graine et dans l'œuf. Et cette impression n'a pas été la chiquenaude qui, selon Pascal, se contente de mettre le monde en branle, et le laisse ensuite aller de soi. Non : elle continue à être à la nutrition, sur tous les points où cette fonction s'exerce, ce que la conception a été d'abord à la génération. Il en découle ceci : que jamais les réactions de la chimie vivante que nous venons de voir commencer dans l'œuf avec le mouvement embryogénique, ne tombent sous les lois de la chimie brute. Prenons maintenant une fonction organique de l'être développé, la digestion, la respiration, une sécrétion quelconque. Les produits de ces fonctions, et les réactions de ces produits, seront en raison de l'impression initiale de l'acte. On montre des aliments à un animal en appétit : la salivation est excitée, et la composition chimique de la salive n'est plus celle de tout à l'heure. Les urines sont acides : une impression profonde peut les rendre immédiatement neutres ou alcalines; et le sang et le rein sont restés formés des mêmes éléments. La chimie constate ces changements, mais elle n'en est pas le principe; car, si elle l'était, il serait inutile qu'elle intervînt comme réactif et moyen séméiologique. Le sort d'une digestion et de ses produits est bien moins subordonné à la composition chimique des aliments qu'à leur impression sur l'estomac et à la susceptibilité vitale actuelle de ce viscère. Dans telle ou telle disposition, il tirera des mêmes aliments des produits très-divers; et c'est l'analyse chimique qui aura l'honneur de le prouver.

En piquant le plancher du quatrième ventricule cérébral, M. Bernard fait pisser du sucre à un lapin. Ce qui est accidentel dans l'état physiologique, la maladie le produit d'une manière permanente, infiniment diversifiée, mais toujours imprévue par la chimie. Toutefois, par ses analyses, elle nous rend l'inappréciable service de constater le fait accompli : bel exemple de son rôle séméiologique. Quelquefois elle va plus loin : elle nous indique les substances qui, introduites dans l'économie, pourraient favoriser la formation d'autres produits, fournir des éléments plus convenables, conditions de sécrétions plus normales, ou d'une nutrition plus saine. C'est son rôle dans la Matière médicale et la Thérapeutique. Qu'il est admirable, et combien destiné à grandir! On le voit: elle intervient avant et après.

Le médicament aussi, agit par impression; on n'en saurait douter; et me voilà revenu à mon point de départ, car c'est la question de la saturation médicamenteuse et de l'abus des hautes doses, qui m'a forcé à généraliser mon étude, afin de trouver de nouvelles armes contre l'erreur, et de pouvoir donner à mes principes des racines plus profondes.

En chimie, on sait d'avance quelle quantité d'un corps donné est rigoureusement nécessaire pour déplacer telle quantité d'un autre corps. Sur ce fait, on a relevé la théorie des atomes et édifié la doctrine des équivalents. Je n'ai pas à juger dans ce moment cette chimie mécanique; mais je demande si la loi qui a permis aux chimistes d'introduire dans leur science les méthodes de l'algèbre, est applicable à la Matière médicale et à la Thérapeutique.

J'administre cinq centigrammes de tartrate d'antimoine et de potasse : combien de fois l'individu vomira-t-il? que vomira-t-il? vomira-t-il? Il a vomi, mais quoi? du sang? du mucus? de la bile? toutes ces choses à la fois? c'est possible; ou bien il n'a eu que des nausées et des vomissements secs. Quelle dose faut-il pour produire ces effets? Le médecin seul est capable de le prévoir plus ou moins exactement d'après des observations qui n'ont aucun rapport avec la chimie. Je pourrais répéter ces questions à l'occasion de tous les médicaments. On a cherché à préciser la dose moyenne de mercure nécessaire pour guérir une vérole. Hunter a voulu résoudre ce problème indigne de lui, le plus grand vitaliste moderne. L'hydrargyrie est obtenue chez celui-ci avec une dose minime, chez cet autre avec une dose énorme, chez un troisième jamais; et de plus, ses effets ne sont point en rapport régulier avec les résultats thérapeutiques. Comment en serait-il autrement, les médicaments n'agissant pas par eux-mêmes? Mais cette saturation alcaline, ferrique, stibiée, mercurielle, iodique, est-elle un fait chimique? Il serait absurde de le supposer. L'état morbide qui constitue ces saturations ou ces imprégnations excessives, se prolonge souvent bien au delà du séjour du médicament dans l'économie. C'est une maladie artificielle pour la curation de laquelle les lumières de la chimie, la connaissance des agents propres à neutraliser hors du corps vivant ceux qui ont déterminé la cachexie médicamenteuse donnée, ne sont d'aucune utilité, et ont conduit les médecins systématiques à des essais thérapeutiques ridicules ou déplorables. Mais le café, la belladone, la noix vomique, remédieront aux accidents de l'empoisonnement par l'opium. Quels sont ici les rapports chimiques du poison et du contre-poison? Ce sont des impressions vitales opposées à d'autres; et la composition chimique des substances, ne paraît nullement la cause de leurs effets.

Le médicament vit dans l'économie et avec l'économie, comme les corps inorganiques que tout à l'heure nous avons vus faire partie de l'œuf et de la graine, de la plante et de l'oiseau. L'organisme malade a des crises alvines avec le sulfate de soude, des crises par l'urine avec la scille, par la sueur avec l'acétate d'ammoniaque ou la poudre de Dower, quand ces médicaments produisent des évacuations salutaires. Avec l'iode, il a des absorptions curatives et *modelantes*, quelquefois réparatrices ; des cicatrisations avec le mercure, de la résistance vitale avec le quinquina, du sommeil avec l'opium, de l'énergie hématosique avec le fer, etc., etc. Or, que sont tous ces actes, sinon des actes vitaux? L'organisme pouvait les opérer seuls; mais dans la circonstance, il ne les a opérés qu'avec les médicaments. Pour cela, n'a-t-il pas fallu que ceux-ci fussent vivants? Un acte vital peut-il s'accomplir sans cela? Et la preuve que ces effets ne tiennent ni à une action chimique ni aux vertus morbides intrinsèques ou spécifiques des médicaments, mais aux propriétés vitales qu'imprégné par eux leur communique l'organisme, c'est que, dans l'état de santé, la force sarcotique du mercure devient cachectisante, celle du fer et de l'iode émaciante; que l'opium, qui calmait, agite; et que la quinine, qui roborait et fixait le système nerveux, cause, comme le café, ce kina de l'état physiologique, des terreurs précordiales et le tremblement des membres.

On a des visions sans lumière, des auditions dans le silence. S'ensuit-il que la lumière et les sons ne déterminent pas les fonctions auditives et visuelles? Or qui voit? qui entend? Est-ce la lumière, les vibrations de l'air? Non, mais l'œil avec la lumière, l'oreille avec les ondes sonores.

La saturation médicamenteuse est à l'empoisonnement ce que la maladie chronique est à la maladie aiguë. A quelle distance cela ne la met-il pas d'une saturation chimique? J'ai déjà laissé paraître, à l'occasion du fer, cette idée, que dans l'action d'un médicament, on retrouve toutes les lois de l'organisme. Ainsi, le mode accidentel d'existence qu'un médicament imprime, peut prendre les types continu, rémittent, intermittent, etc., plus ou moins périodiques. Un des faits les plus intéressants de ce genre, est la latence d'action des médicaments, leur période d'incubation; d'où il résulte ce qu'on appelle la portée d'une médication.

On administre pendant plusieurs jours la noix vomique, l'ergot de seigle, la belladone (et généralement les médicaments tirés du règne végétal); et l'organisme est dans une disposition telle, qu'aucun effet physiologique n'est ressenti; quand, après un temps plus ou moins long, l'action de plusieurs doses inertes jusque-là en apparence, vient à se totaliser et produit des résultats excessifs. J'ai vu cette incubation et cette génération éloignée d'accidents toxiques, après une seule dose. J'aime à multiplier les points de vue, parce que je trouve qu'ils ennoblissent la Matière médicale. Mais qu'en même temps, ils la rendent ardue, et le jugement difficile, et l'expérience décevante, et l'occasion fugitive!

L'action des médicaments est donc subordonnée à celle de l'organisme, à son état, à ses dispositions actuelles et à toutes les inconnues qu'engendrent, avec une infinie diversité, la maladie, l'idiosyncrasie, et toutes deux combinées. Que penser, après cela, des chimiâtres, des empiriques, des formulistes, des potypharmaques, de leurs observations et de leurs statistiques?

Il y a deux espèces de spécificistes: l'empirique et le chimiâtre. Ne craignez pas que l'empirique ait jamais pensé à toutes les conditions qui peuvent modifier, contrarier, favoriser, neutraliser, rendre funeste l'action de son spécifique. Il jette un médicament dans l'organisme, ce petit monde aussi riche en éléments que le grand, plus éminent en propriétés et en force; et tout lui succède. Il se croit quitte avec la vérité, quand il a dit que la seule chose qui l'intéresse c'est le fait, la guérison. Il ne réfléchit pas, il s'impressionne. Avez-vous déjà remarqué que la matière médicale triomphe d'autant moins des maladies, que celui qui la manie est plus grave et plus éclairé; et qu'elle n'a jamais d'échec chez celui qui s'occupe plus du médicament et de la recette, que de l'organisme et de la maladie; de la formule, de la posologie, du mode d'administration et de tous les détails du métier, que de l'étude approfondie du malade?... Le médecin tranchant et léger a presque autant de spécifiques à son service que de maladies à combattre. Chaque année, il en tue sous lui quatre ou cinq. A toutes les époques, la médecine lui a dû quelques formules heureuses, certains tours de main qui ont du bon et qu'il faut savoir, mais dont l'indication gagne beaucoup à n'être pas appréciée par lui.

Le spécificiste chimiâtre est plus théoricien, mais moins praticien. Il recherche avec un soin louable toutes les conditions d'action de son médicament;

seulement il les trouve dans la chimie. Quand il a empêché un goutteux de composer de l'acide urique ou des urates, il croit avoir guéri la goutte. Pour lui, le diabétique est sauvé quand ses urines ne contiennent plus de sucre. J'ai vu plus d'un goutteux guéri à Vichy ; car, quoi qu'on dise, le fait n'est pas rare. Le malade se loue; son médecin encore plus, et de très-bonne foi. Mais de ces ex-goutteux, l'un a un asthme humide, l'autre a des névralgies sciatique ou faciale; celui-ci a un catharre vésical; celui-là une dyspepsie. X est mort de tubercules pulmonaires que rien dans ses antécédents ne pouvait faire prévoir. Z va mourir d'une cirrhose; et son voisin est fort menacé par une angine de poitrine. Je ne compte pas les hémorrhagies cérébrales. Voilà ce que c'est que de confondre une maladie avec un précipité chimique, et de regarder la goutte comme une fabrique d'acide urique en excès. On ne guérit pas plus l'affection diabétique en empêchant la formation du sucre, que la goutte en empêchant celle de la gravelle uratée. Il m'a été donné de voir dans la même année quatre diabétiques morts guéris. Quelque temps après la diminution considérable du sucre de leurs urines, deux hommes ont succombé à l'apoplexie sanguine; une femme à un ramollissement cérébral; une autre à une hépatite chronique compliquée de péritonite subaiguë. Je ne compte pas ceux qui sont morts phthisiques. Tous les praticiens savent que lorsque l'économie ne forme plus de glucose en excès, la force plastique déviée engendre d'autres produits non moins funestes. En est-il toujours ainsi? Je suis loin de le penser.

Je n'attaque pas la médication, mais l'esprit dans lequel elle est appliquée.

Les éléments de la pathologie ne sont pas ceux de la chimie. Au lieu d'oxygène, hydrogène, carbone, azote, etc., nous avons douleur, spasme, hémorrhagie, tubercule, cancer, etc. Nous n'ignorons pas que ceux-ci peuvent, par le chimiste, être réduits à ceux-là; mais nous savons aussi, qu'alors ils ne nous regardent plus, parce que après les avoir détruits, le chimiste ne peut pas les reformer. Dire qu'une douleur, ou toute autre affection simple, est, considérée en soi, l'effet de telle action chimique, de telle disposition physique, etc., c'est ne pas se comprendre soi-même. Analyser chimiquement une fièvre, une névrose, une cachexie, pour en donner la théorie, c'est commencer par les anéantir pour les mieux voir.

Composés pour le chimiste, nos éléments sont simples pour nous et irréductibles; mais à leur tour ils présentent leurs composés; et si la chimie veut s'essayer sur eux, nous lui donnerons à analyser des *scrophulates de rhumatisme*, *des vérolates de dartre ou de rachitisme*, etc., combinaisons à l'infini et dans des proportions incalculables de toutes les diathèses ou affections générales entre elles, et de tous les symptômes ou affections spéciales entre eux et avec toutes les diathèses. De ces éléments pathologiques associés deux à deux, trois à trois, se forment héréditairement d'autres maladies qui n'ont plus aucun rapport nosologique avec celles des parents. D'autres fois, ce ne sont plus des maladies proprement dites, mais des inviabilités, des débilités, des névroses bizarres, chlorose, hystérie, hypocondrie, manie, idiotie, vices de conformation, etc. ; et c'est en face de tout cela, que des médecins inspirés des principes de la chimie et de l'histoire naturelle, veulent nous faire des espèces morbides invariables, se reproduisant identiques comme les êtres de la création, ou, comme des sels, se décomposant et se recomposant toujours selon des proportions connues et définies.

Au spécificisme nosologique correspond le spécificisme thérapeutique. A des maladies définies comme des composés chimiques ou des espèces zoologiques, on doit opposer des remèdes spécifiques. Nous avons assez vu ce qu'on doit penser de ceux-ci. Mais, en supposant que la matière médicale en possédât, que les spécifiques aillent donc choisir leurs espèces dans cette fusion intime de tant d'éléments qui forment de nouvelles individualités morbides! Or ces cas sont les plus communs. Excepté, pour les maladies aiguës, au plus fort d'une constitution médicale bien dessinée, d'une épidémie dominante qui fait taire toutes les autres manifestations pathologiques; excepté, pour les maladies chroniques, les espèces organiques bien déterminées, invariables comme des parasites pendant toute leur durée sur le même individu; excepté, dis-je, ces cas où les spécifiques brillent si peu, les maladies franches sont infiniment moins communes que les bâtardes et les composées. Plus les types formateurs s'effacent, ou plus les composés dégénèrent, et plus aussi les médications spéciales perdent de leur vertu. Les indications deviennent très-générales, les médications aussi : elles sont toniques, stimulantes, révulsives, évacuantes, calmantes, etc.; les moyens hygiéniques de tout genre prennent plus d'importance que la matière médicale. Les agents dits spécifiques, les *anti* ou les *fuges*, sont alors bien petits. Les maladies se font de plus en plus personnelles; et il faudrait un spécifique pour chaque sujet, pour chaque jour, pour chaque symptôme. L'homœopathie seule les possède. Je parle surtout ici des maladies chroniques. Cependant, si les maladies aiguës, qui, dans un sens juste et rigoureux, forment plutôt les maladies des populations que des individus, sont par elles-mêmes, plus franches de nature, et susceptibles, dès lors, de plus franches médications, leur fréquente association avec des éléments de maladies chroniques ou personnelles, vient aussi en embrouiller le pronostic et la thérapeutique, et, par là, enlever aux médications franches, — les seules spécifiques que je reconnaisse, — une grande partie de leur succès. On ne sait plus alors si on doit débiliter ou fortifier; la matière médicale s'use ou irrite; et le spécificiste, et le guérisseur ne valent plus près du malade, une femme de bon sens qui se borne à écarter les influences nuisibles.

Oui, ces maladies déclassées sont les plus communes: elles abondent dans les grandes villes, où tous les genres de charlatanisme en font leur proie. L'ignorance du malade qui veut guérir quand même; celle du médecin fondue avec son intérêt, qui ne sait pas sevrer son client de drogues et de mille agitations thérapeutiques: deux aveuglements plus ou moins volontaires qui sont pour la médecine un immense *remora!* Bref, j'ai été amené depuis longtemps à cette vérité générale : les succès de la matière médicale sont en raison directe de la franchise des maladies et inverse de leur complexité, de leur abâtardissement, de leurs fusions, de leurs dégénérations et de la prédominance en elles des éléments personnels. Or, toutes ces conditions augmentent dans nos grandes villes et sous l'influence de notre civilisation au fur et à mesure que se développent les facultés physiologiques les plus élevées de l'homme, son imagination et ses passions, son système nerveux passionnel et intellectuel. Donc, l'influence de la matière médicale, ou diminue en thérapeutique, ou demande une réforme basée sur une pathologie nouvelle. La médecine vétérinaire lui est beaucoup plus favorable que la médecine humaine. On ne trouve les maladies franches que dans les nosologies, et les médications franches que dans les Traités de Matière médicale.

Mais pourquoi les maladies innominées si fréquentes, et en dehors desquelles se font tous nos livres et toutes nos cliniques; qu'on s'obstine à nomenclaturer en dépit de la nature et sur la foi de quelque lésion dominante: pourquoi répugnent-elles généralement à l'emploi des agents tirés de la matière médicale; et comment ceux ci y ont-ils une action si précaire quand elle n'est pas nuisible? C'est, vraisemblablement, parce que ces sortes d'affections sont très-mal individualisées. Il n'y a plus, comme dans les maladies franches, une séparation entre le sain, *vita superstes in morbis*, et le malade. Voyez une variole, une fièvre typhoïde, une pneumonie franches, même un choléra franc. Il y a là deux hommes, en quelque sorte. Paracelse l'avait vu. C'est par là qu'il aurait ruiné le galénisme, si on avait compris et poursuivi dans ce sens sa réforme médicale, et non en l'opérant indirectement par la chimie, qui au lieu d'abattre Galien, comme on le croit, a renoué avec lui, et nous a donné l'état actuel de la médecine. Quoi qu'il en soit, sous une maladie franche, quoique fort intense, il reste des tendances saines qui règlent les mouvements pathologiques dans l'ordre de ceux de la santé. Les phases sont calculables, les solutions nettes, les crises possibles, les médications prennent leur point d'appui sur un fond conservé; et comme c'est toujours par la nature saine qu'elles agissent, et en l'imitant dans ses restaurations spontanées, elles rencontrent toutes les conditions vitales qui en peuvent faire des auxiliaires bienfaisants. C'est le contraire dans les maladies mal déterminées, non franchement individualisées. Plus ou moins gravement, l'homme y est tout maladie; et les médications se confondant avec l'état morbide, vont se heurter à cette disposition si commune alors, que Hunter appelle la *faiblesse irritable*. Cette irritabilité morbide, contraste de l'ordre et de la santé, s'empare trop souvent du médicament, et y prend de nouvelles forces. Voilà ce qu'on retrouve aussi dans les maladies hectiques, où tous les mouvements vitaux portés vers le marasme, aucun ne se tournant vers la réparation, l'organisme s'épuise par les efforts même qu'il fait, et par les secours que les médicaments lui prêtent.

Véritable esprit de la Matière médicale. — Son avenir. — Nécessité d'une réforme. — Origine des trois systèmes d'erreur en thérapeutique et en pharmacologie. — Le faux hippocratisme.

Ici, reparaissent dans toute leur clarté les vrais principes de la Matière médicale et de la Thérapeutique. Après un long circuit, nous les retrouvons tels qu'au début de ce travail, je les posais et les faisais entrevoir dans la grande pensée d'Hippocrate, mais épurés, affermis, trempés dans une longue discussion. C'est donc toujours aux lois de l'organisme vivant qu'il faut revenir. Ce principe a fondé la médecine; il a valu à Hippocrate le titre de père de cette science. Toutes les fois qu'elle se relèvera ou fera un progrès, ce ne sera jamais qu'en s'appuyant sur son dogme fondateur.

Les médicaments communs empruntent à la vie leur efficacité; les spécifiques mêmes subissent son initiative. Ce n'est pas en détruisant qu'ils agissent, mais en faisant vivre autrement. Pour atteindre ce but, la Matière médicale fournit au médecin et à la nature des forces supplémentaires. Ce sont ces ressources extraordinaires qu'on appelle médicaments. Or, si ce sont des forces pour la médecine, elles ne peuvent l'être qu'en devenant vitales. On pourrait classer ces substances en partant des plus voisines par leurs propriétés, de nos modificateurs hygiéniques, et arriver par degrés à celles qui s'en éloignent le plus. On aurait une échelle qui commencerait au vin, au thé, à la mélisse, à la graine de lin, au miel, etc., agents de la médecine naturelle et domestique, et qui se terminerait aux poisons les plus violents, en passant par tous les intermédiaires.

Il serait facile de dresser, parallèlement, une échelle des maladies, d'après le même principe. On s'élèverait graduellement des affections simples et légères, qui n'ont pas des racines profondes en nous, et éloignent le moins l'organisme ou telle et telle fonction de leur état physiologique, et on s'élèverait jusqu'à celles où l'organisation est le plus viciée, et ses actes, et ses produits, le plus détournés de leur ordre normal. Cette double classification ne serait pas purement artificielle. Elle pourrait s'allier avec les classifications basées sur les propriétés physiologiques et thérapeutiques des médicaments, et les rendre plus naturelles, en y faisant pénétrer ce qui leur manque à toutes, l'esprit de la médecine et de ses origines, ses raisons d'être et son but; surtout, elle les mettrait en harmonie avec les aspirations et les besoins de la civilisation moderne.

Et en effet, à la gravité des maladies doit correspondre la gravité des médications, maladies artificielles par lesquelles l'homme de l'art veut modifier les naturelles. L'échelle que j'ai établie n'est donc point arbitraire. Elle reproduit l'histoire parallèle de la maladie et de la matière médicale à travers les âges.

Simples d'abord, les maladies sont devenues graves, malignes, extraordinaires, sidérantes, jusqu'à une époque qui paraît avoir eu son apogée au moyen âge, et qui a commencé à reculer devant la civilisation moderne. La matière médicale a suivi la même marche. A mesure que naissaient les maladies nouvelles, que les anciennes prenaient des caractères plus pernicieux, l'arsenal pharmacologique s'enrichissait de drogues plus héroïques, plus différentes des modificateurs hygiéniques. Aux maladies délétères, on opposait des médicaments plus énergiques et plus délétères encore; et plus les premières étaient spécifiques, c'est-à-dire, se comportaient dans leurs causes, dans leur marche, dans leurs symptômes, comme des hôtes funestes empoisonnant l'économie et bouleversant toutes ses lois; plus on cherchait les seconds, parmi les substances capables de frapper extraordinairement la nature, et de la rappeler à ses lois par des coups désespérés. Jamais, devant des maladies douces, simples, naturelles, si je peux ainsi dire, on n'aurait évoqué des remèdes aussi violents : *Par malo remedium.*

Malgré le choléra, les fièvres paludéennes graves, etc...... (maladies exotiques dont nous ne sommes pas le foyer), l'humanité malade de notre temps, comparée à celle des temps barbares et du moyen âge, commence à respirer.

Les maladies aiguës sont moins pestilentielles, moins pernicieuses, moins spécifiques, moins contagieuses; les chroniques plus lentes, simplifiées, moins compliquées de gangrène, de scorbut, d'éruptions cutanées de mauvaise nature, d'infections putrides diverses.

Supprimez peu à peu la vérole : ce qui se conçoit sans folle utopie; réduisez les scrofules, les maladies tuberculeuses : ce que la diminution de la vérole et de la débauche, sa cause, de la misère et de l'ignorance, leurs inséparables compagnes, rend très-facile à concevoir; usez peu à peu la goutte en corrigeant la mollesse, les concupiscences raffinées, parasites de la civilisation ; en un mot, réformez l'hygiène privée physique et morale ; que l'aisance et l'éducation se répandent : et vous ferez disparaître dans un temps plus ou moins long, — la date n'y fait rien, — la plupart des maladies chroniques graves ; et vous aurez rendu moins funestes celles qui survivront encore. Assainissez la terre, et par elle l'atmosphère ; défrichez, cultivez le globe ; civilisez le sol ; créez l'hygiène publique, l'hygiène des peuples : et les maladies aiguës graves, se dissiperont devant l'homme reconquérant son domaine perdu. Je ne prédis rien : toutes ces choses sont commencées. Or, quand l'hygiène gagne, la matière médicale doit perdre. Celle-ci est à la médecine, ce que les systèmes pénitentiaires, les châtiments physiques, sont à la morale, le fouet à la pédagogie ; et pourtant, la Matière médicale domine toujours la Thérapeutique, et bien des personnes la confondent avec elle.

On voit donc que les véritables progrès de la médecine, inséparables de ceux des lumières et de la civilisation, doivent simplifier la Matière médicale, refouler au second rang, et pour les circonstances extraordinaires, les moyens qui ont pu être d'un usage plus fréquent, imposé par la gravité transitoire des époques médicales de l'humanité.

Guérisseurs polypharmaques, spécificistes, où êtes-vous? Vous cherchez dans les ténèbres de la routine et dans les fausses clartés du chimisme, des recettes, des antidotes, pierre philosophale de la thérapeutique ; et à côté de vous, la civilisation déploie ses forces, restaure l'homme et le monde physique, et va trouver dans ces deux puissances unies, l'affaiblissement progressif des maladies et la réparation naturelle de la santé primitive. Oui, l'homme peut l'espérer : les grandes ressources hygiéniques, les voyages, la gymnastique, l'application extraordinaire et méthodique des modificateurs ordinaires de l'économie ; et par dessus tout, la restauration des forces morales par la liberté et les lumières, par l'empire de l'esprit et de la volonté sur les sens et les passions, etc., doivent tendre à restreindre peu à peu nos richesses pharmaceutiques.

Cette dernière influence est sans bornes. L'erreur de Stahl n'est pas de l'avoir exagérée, mais de l'avoir prise pour la vie.

Ai-je voulu déconsidérer la Matière médicale, proclamer sa déchéance, contester ses services, son utilité présente et future, la nécessité de son étude? Personne ne me suppose ce dessein extravagant. Suis-je donc un sceptique en Matière médicale, parce que j'ai relevé l'action des médicaments ; que je leur ai donné une générosité qu'ils n'ont dans aucun système, et la puissance médicatrice de la nature même? Quand je montrerai comment sont comprises ces propriétés dans les trois autres écoles, on verra qui est sceptique, aveugle, routinier, dupe, des guérisseurs ou de moi. On saura où est la vraie et la fausse science ; de quel côté est le *médecin imaginaire ;* et si c'est Galien ou Hippocrate, que Molière a frappé d'un ridicule non encore effacé par la médecine moderne.

Un des caractères du vrai vitalisme est de ne pouvoir pas inventer une Matière médicale, mais d'être obligé de la former sévèrement sur l'expérience. D'après la connaissance physique ou chimique du médicament, il ne sait rien de ses propriétés. La clinique lui est indispensable. Jamais il ne devine. Cela suit rigoureusement de ses principes, et n'est pas moins confirmé par l'histoire de la Thérapeutique. C'est le contraire, l'histoire aussi le prouve, pour l'humorisme, le solidisme, le demi-vitalisme et toutes les écoles systématiques qui me restent à faire connaître.

Les sceptiques, ce sont les spécificistes : et ils ont raison. Leur tort est de ne pas soutenir que tous les médicaments sont spécifiques; car, ou il n'y en a pas un seul, ou ils le sont tous. Que nous veut Barthez avec ses méthodes naturelles, analytiques, perturbatrices et *empiriques?* Voilà bien la scolastique : sous prétexte de diviser, elle sépare, désunit, ôte l'esprit et la vie. On laisse aller la chose, et on retient des mots.

La Matière médicale est, scientifiquement, si abaissée, que je la considérerais comme morte si je ne croyais à sa régénération. Voilà comment je suis sceptique. Elle vivra autant que les maladies; mais elle se simplifiera comme elles. Se simplifier, c'est pour la Matière médicale, comme pour la Thérapeutique, pour la pathologie, pour les maladies elles-mêmes, rentrer dans la nature, ne reconnaître qu'un principe, ne relever que d'une loi. Elle est un supplément de force offert à la nature vivante, comme la maladie en est une défaillance. Mais si défaillante et si perverse que soit la nature dans les maladies, les remèdes ne l'aident à guérir qu'en excitant ce qui lui reste d'éléments sains, non en détruisant directement ce qui se forme en elle de malsain. Il ne servirait de rien de m'objecter que je réduis par là toute la Matière médicale aux stimulants, et que je réchauffe le brownisme. Cette objection ne prouverait qu'une chose, c'est qu'on n'a pas compris un mot de toute ma doctrine. Ai-je fait, par hasard, d'un excitant, un moyen n'agissant que par sa dose et donnant au tissu vivant une impulsion tout extérieure? N'ai-je vu dans l'organisme qu'une substance irritable qui ne sait, non plus, répondre aux divers stimulants qu'on lui applique, que par une réaction forte ou faible, contraction pure, ou simple relâchement, mouvement où tout est nombre et quantité? D'ailleurs, exciter signifie-t-il autre chose ici, que placer l'organisme dans des conditions plus normales d'activité? Et sous ce rapport, la saignée, qui n'excite pas directement, ne rentre-t-elle pas dans la loi générale des autres moyens auxiliaires offerts à l'organisme malade? Chaque modificateur n'a-t il pas sa vie propre? Et chaque point modifié de l'organisme n'a-t-il pas la sienne d'un ordre supérieur, où sont renfermées d'une manière éminente et spontanément représentative, toutes les propriétés de l'agent externe modificateur? Cela se peut-il sans que les propriétés de cet agent soient assimilées par celles du corps organisé, élevées à son ordre d'activité et vivantes avec lui? N'en découle-t-il pas cette autre conséquence, que secouru ou non par l'art, c'est toujours l'organisme qui guérit les maladies, et qu'alors qu'il lui rend les plus héroïques services, le médecin n'est encore, suivant l'expression de

Baglivi, que son ministre et son interprète? Faut-il donc un sceptique pour exercer un tel ministère? Pense-t-on qu'il exige moins de science et de sagacité que l'empirisme ou la chimiâtrie? Non sans doute, quoiqu'il exige les matériaux de l'expérience clinique, et les lumières de la chimie.

Il est triste de penser que les théories plus ou moins avouées qu'on se fait chez nous de l'action des médicaments, ne diffèrent de celles des gens du monde, que par un vernis anatomique et chimique, et quelques explications d'une superficielle physiologie *de usu partium*. Au contraire, le tact des grands médecins traduit scientifiquement, se rapprocherait beaucoup des idées que j'ai exposées dans ce travail. Elles forment le plus pur de la tradition, l'esprit même de la clinique, recueilli et offert à la pensée du médecin, par une philosophie plus profonde que celle de Bacon.

Tous les médicaments peuvent être utiles, quelques-uns indispensables. Mais, qu'il est plus difficile qu'on ne croit d'en juger! Quelle sagesse — et je prends ici ce mot dans son acception biblique de science et de conseil réunis — quelle sagesse de n'en pas abuser! L'administration d'un médicament, est l'acte le plus éminent de tous les arts. En théorie, c'est le problème le plus ardu des sciences naturelles, celui qui est comme la consommation de tous les autres. Qu'en pensent les guérisseurs innombrables dont nous sommes entourés, ou les statisticiens de tout âge qui pullulent?

Ce qu'on appelle aujo rd'hui thérapeutique ou

science des indications, est une des parties de la médecine les plus indignes du nom de science, parce que c'est la médecine même. Cela n'a d'autre base, d'autre autorité que la valeur personnelle, le talent d'observateur de celui qui professe. C'est un pur caprice, une affaire d'impression. Aussi la science proprement dite, a-t-elle abandonné ce terrain. Elle s'est désertée elle-même, pour se livrer tout autour de son centre, à des recherches d'anatomie, de physique et de chimie, appliquées selon l'esprit de ces dernières sciences, à la pathologie et à la Thérapeutique. C'est la médecine facile ; ou plutôt, ce n'est pas même la médecine.

Celle-ci commence avec les notions de vie, de santé, de maladie, de remède. Il ne s'agit pas de définitions scolastiques, pléonasmes qui nourrissent la pensée de mots. Les matériaux de l'hygiène et de la Thérapeutique, sont les réactifs à la faveur desquels nous pouvons acquérir sur ces choses, des idées aussi exactes, que celles que nous allons mendier aux sciences, et qui, substituées à nos principes propres, deviennent d'une complète fausseté.

Reprendre la Matière médicale et la Thérapeutique au point de vue du vrai vitalisme, du vitalisme organique, à l'avénement scientifique duquel a préludé Hunter en grand observateur, c'est une magnifique mais rude tâche ! Envisagée comme je l'ai fait, la Matière médicale et la Thérapeutique se transfigurent et échappent aux amateurs de médecine facile. Du moment où il faudra suivre dans l'organisme le médicament vivifié et passé sous les lois de la physiologie véritable, de celle qui se place dans la vie, et là, ne demande aux sciences accessoires que des secours et non des principes; du moment qu'il faudra, pour en apprécier l'indication et juger de sa part de concours dans la cure, un pathologiste capable de franchir la séméiologie où s'enferme aujourd'hui toute la médecine, et d'entrer dans l'étude de la génération des éléments morbides, de leurs affinités et de leurs associations pour former ces modes anormaux d'existence qu'on nomme des maladies; quand il s'agira d'introduire dans cette sorte de double organisme de nouvelles forces vivantes; de savoir lequel des deux modes d'activité, le sain ou le malsain, va s'emparer de cette force surajoutée par l'art, et d'abord dans quelles proportions ils se trouvent; si l'activité saine peut se suffire, et s'il ne faut que la protéger, ou si elle est hectiquement envahie, et si toute force nouvelle ne va pas alimenter ses tendances dissolvantes; quand le médecin devra se pencher sur la nature pour sonder toute la vie de son malade, connaître les mouvements de sa santé antérieure, les influences physiques et morales qui ont agi sur elle et y ont incubé dans cet état latent semblable à l'intermittence des maladies périodiques où se préparent et vivent, à la façon des germes, les éléments formateurs des maladies chroniques, se révélant néanmoins de temps en temps par des accidents passagers qu'on nomme des anomalies, des névroses, et qui sont souvent comme les avertissements et les prodrômes des plus graves maladies; quand tenant dans sa main d'autres poisons, c'est-à-dire d'autres facteurs de maladies, substances dont l'action élevée par l'organisme à la hauteur de la scène pathologique, va y jouer un rôle plus ou moins grave et quelquefois décider du dénoûment ; quand, dis-je, le médecin associé de la nature — devant qui tous se sentent si grossiers, — placera les actes de son sacerdoce au-dessus des faiblesses du métier, des préjugés du malade et des regards galéniques des gens du monde : oh alors ! on n'aura plus besoin de décréter la suppression des officiers de santé, et d'assembler des congrès pour rendre sa dignité à la médecine. Mais alors aussi, adieu cette foule d'observateurs distingués, d'expérimentateurs célèbres, d'investigateurs remarquables ; adieu tout ce monde de faiseurs, qui avec un plessimètre, un microscope, un scalpel, un sthétoscope et une boîte à réactifs, apprend, sait, pratique, enseigne et illustre la médecine française devant l'Europe, en moins de temps qu'il n'en faut pour apprendre le plus vulgaire des métiers.

En face de la grandeur et des arduosités du but, que penser de la mesure par laquelle on a déshonoré la médecine, supprimant des études préparatoires à cette science, noble alliée de la philosophie, la science de l'autre partie de l'homme, le *nosce teipsum?*

J'appelle de tous mes vœux, de tous mes efforts une réforme de la Matière médicale. Je la provoque au double point de vue des principes de la Thérapeutique et de l'action physiologique des médicaments tels que j'ai essayé de les établir. Je la provoque au point de vue des vices de la nosologie et du spécificisme, médecine désolante, et je dirais presque impie, où la pathologie est considérée comme un règne à ajouter aux trois règnes de la nature, renfermant des espèces créées, identiquement reproductibles, sans que l'homme puisse plus espérer les atténuer et les détruire, que les minéraux, les plantes et les espèces animales.

Si ma foi dans ces principes m'abandonnait, je jetterais à l'instant cette plume loin de moi. Jamais je ne me sentirais assez de force pour vaincre le dégoût de remâcher dans un enseignement, devant des élèves, les stériles lieux communs de la scolastique, les méthodes nauséabondes du galénisme ancien ou moderne, les nullités exactes de l'austère statistique, ou les trompeuses affirmations de l'empirisme. Je ne sais pas même si j'oserais pratiquer la médecine.....

Que voulait Bichat dans son rêve de réforme de la matière médicale? Vaguement et d'instinct, il cherchait peut-être quelque chose d'analogue à ce que je viens de montrer si imparfaitement. Mais pour asseoir cette réforme sur ses propriétés vitales, il aurait fallu leur donner plus de profondeur, et les animer d'une vie plus riche et plus déterminée. Voyez ce que Schwilgué et Alibert ont tiré de sa conception appliquée à la Matière médicale. Il eût fait incomparablement mieux sans doute, et il en a donné ailleurs la glorieuse mesure; mais en restant dans les données de sa physiologie, il n'eût pas, au fond, fait autre chose. Quoi qu'il en soit, il voulait une Matière médicale vitaliste, et cela seul est une grande pensée. Loin de moi, certes, la prétention de la réaliser; mais j'ai cette foi, que pour y parvenir, les seuls principes sont ceux que j'ai essayé d'établir et de défendre dans cette Lettre.

On n'imagine pas une révolution plus profonde dans la Matière médicale et la Thérapeutique que celle qu'y porterait une révision expérimentale des propriétés de tous les médicaments par des chimistes, des physiologistes et des médecins placés au point de vue que je viens de leur signaler. Sans doute, cette révolution doit simultanément changer la face de la physiologie et de l'hygiène. Mais elle peut commencer par l'un ou l'autre côté. Paracelse l'a tenté, et c'est pourquoi j'ai pu dire plus haut, qu'il avait reproduit l'idée générale d'Hippocrate dans un autre monde, avec d'autres vues particulières et un génie différemment trempé.

A quoi donc a-t-il tenu, que ni Hippocrate, ni Paracelse n'aient réussi à transmettre leur idée tout entière? qu'ils n'aient laissé après eux que des écoles étroites et systématiques, qui brisant l'unité de la doctrine, ou n'en ont développé qu'un seul côté, ou n'ont su les présenter ensemble, que faussement unis par l'éclectisme?

La réponse à cette question n'est rien moins que l'exposition des trois fausses écoles et de leurs conséquences sur la Matière médicale et la Thérapeutique.

Leur étude est nécessaire, non-seulement pour éviter ces systèmes, mais pour mieux apprécier l'école dont je viens de faire connaître les principes et les applications à mon sujet. Rien n'éclaire le vrai comme la critique du faux; et j'espère que mon examen des trois écoles, fera descendre une grande lumière dans les profondeurs de celle à qui je me suis attaché d'abord. Elle est fondée, on se le rappelle, sur une notion juste des rapports du monde physique et du monde physiologique. Hippocrate, le premier, cela est incontestable, l'a entrevue, indiquée même ; sa pratique surtout, et son observation en sont pénétrées. Je ne saurais trop recommander au lecteur de retourner à ce principe exposé dans les premières pages de ma Lettre, et de le comparer à toutes les applications que je crois en avoir faites constamment et fidèlement dans cette Étude. J'ai la confiance que c'est la même idée qui partout circule ; et que si je ne lui ai pas fait donner tous ses fruits, je n'en ai pas tiré un seul qui n'y soit contenu.

De même qu'une notion exacte des rapports du monde extérieur et de l'organisme a donné naissance au véritable vitalisme ; de même, une notion erronée de ces mêmes rapports a engendré les trois fausses écoles qui me restent à examiner dans leurs conséquences sur la Matière médicale et la Thérapeutique. On trouve les éléments de ces erreurs dans la collection hippocratique ; soit que le père de la médecine n'ait pas toujours exposé avec unité et fermeté suffisantes ses principes, ce qui est certain ; soit que ses élèves et ses successeurs, incapables de saisir vigoureusement une pensée encore rudimentaire, lui aient donné une interprétation étroite, justifiée en apparence par les passages où l'erreur est clairement énoncée. Il en a été ainsi de Paracelse et de ses successeurs.

Cette étude est d'un intérêt immense ; et je regrette de n'avoir pu la terminer en temps convenable. Elle fera l'objet d'une seconde Lettre.

Un dernier mot. Je sais qu'il y a un autre vitalisme qui s'intitule hippocratique. Le public est persuadé que ce faux vitalisme est le seul qu'on puisse tirer des œuvres d'Hippocrate. C'est un préjugé très-fâcheux. Si cela était vrai, Hippocrate ne serait pas le père de la médecine.

Les principes de ce vitalisme gothique sont bien simples. Cela consiste à nier les organes en haine de l'organicisme ; à prendre en tout le contre-pied de Broussais. On passe à côté du réformateur sans le voir ; mais on extermine les sangsues. On remplace un mythe nosologique par un autre : les mouvements de l'irritation par ceux des humeurs. L'*état général* précède et domine dans les maladies l'*état local*, et le produit par dépôt. Ce n'est pas l'inflammation qui produit la fièvre ; c'est la fièvre qui produit l'inflammation. Mais leur fort c'est les diathèses. Ils ne vous donneraient pas une diathèse pour toutes les dispositions morbides du monde. Des crises en règle leur sont indispensables pour établir la puissance de la nature ; et ils en voient partout ; la maladie, dans sa cause, n'étant à leurs yeux que comme un corps étranger qui s'introduit par accident dans l'organisme. Voilà, en substance, à peu près tout. C'est la chirurgie de Cos bien plus que sa médecine. Les constitutions médicales sont pour eux une question d'almanach ; et s'ils admirent Hippocrate, c'est à peu près comme les bedeaux admirent saint Paul.

Il y a dans le père de la médecine une vérité

lumineuse dont l'idée est tellement naturelle, qu'elle forme le sens commun médical. C'est le grand principe de la nature médicatrice. On pouvait croire qu'une notion aussi simple ne serait jamais dénaturée. Il n'en a pas été ainsi. Hippocrate la posait comme base éternelle de la médecine ou Thérapeutique. Nos hippocratistes en ont voulu faire la base de la pathologie ! Ils y ont pris leur définition de la maladie ; et celle-ci est devenue un *effort salutaire* de la nature pour repousser une cause de désordre ! De là, le naturisme, né de l'abus du principe de la force vitale médicatrice. Hippocrate avait eu pourtant son but en nommant ainsi cette force. Il n'a jamais dit : force morbifique. Hé bien! on le lui a fait dire ; et dès lors, il y a eu un système destructeur de la doctrine d'Hippocrate, connu, par antiphrase sans doute, sous le non d'*hippocratisme*.

Ne vivant que de la faiblesse des autres systèmes qu'il attaquait, l'anatomisme et le physiologisme, l'*hippocratisme* est tombé avec eux. Le bon sens les a rejetés tous trois. Pourtant, ils survivent dans l'École de Paris, où l'éclectisme les conserve sans enthousiasme, parce qu'aucune théorie plus forte ne les en a encore chassés.

Je tenais, avant de finir, à me séparer de cette opposition sans force et sans originalité.

Messieurs,

En vous adressant ce fragment inachevé, détaché lui-même d'une œuvre plus complète, manquant dès lors de son véritable jour, je n'ai eu qu'un but, c'est de vous montrer, ainsi qu'aux élèves et à l'opinion, que les problèmes de la Chaire vacante ne m'étaient pas tout à fait étrangers ; que je n'y avais pas réfléchi d'hier et par occasion. Maintenant, vous connaissez ma direction.

Partisan quand même du concours, j'ai respecté mon principe, et voulu le pratiquer autant qu'il m'a été possible de le faire. Je ne regrette qu'une chose, c'est de n'avoir pas eu de compétiteurs.

Recevez, messieurs, les hommages de votre serviteur,

RIDOUX.

Paris, 1er mars 1853.

PARIS. — IMPRIMÉ PAR E. THUNOT ET Ce,
26, rue Racine.

www.ingramcontent.com/pod-product-compliance
Ingram Content Group UK Ltd.
Pitfield, Milton Keynes, MK11 3LW, UK
UKHW020325250726
13967UKWH00004B/1869